Des mêmes auteurs, aux éditions Leduc.s

Mon week-end détox, 2016.
Eaux détox et petits bouillons magiques, 2016.
Ma bible de l'alimentation détox, 2015.
La détox, c'est malin, 2014.
Mes petites recettes magiques acido-basiques, 2014.
Mes petites recettes magiques détox, 2011.
Le grand livre de l'équilibre acido-basique, 2011.

Découvrez la bibliographie complète de Anne Dufour :
www.editionsleduc.com/anne-dufour

Retrouvez-la sur son blog : biendansmacuisine.com

Maquette : Sébastienne Ocampo
Illustrations : Nicolas Treve, Fotolia

17, rue du Regard
75006 Paris – France
ISBN : 979-10-285-0223-2
ISSN : 2427-7150

ANNE DUFOUR CATHERINE DUPIN

MON WEEK-END VENTRE PLAT

UN WEEK-END POUR BOSSER SES ABDOS ET DÉGONFLER DU VENTRE !

Téléchargez :
– 100 astuces pour maigrir sans transpirer !
– Les listes de courses de vos programmes.
(p. 192).

POCHE
LEDUC.S

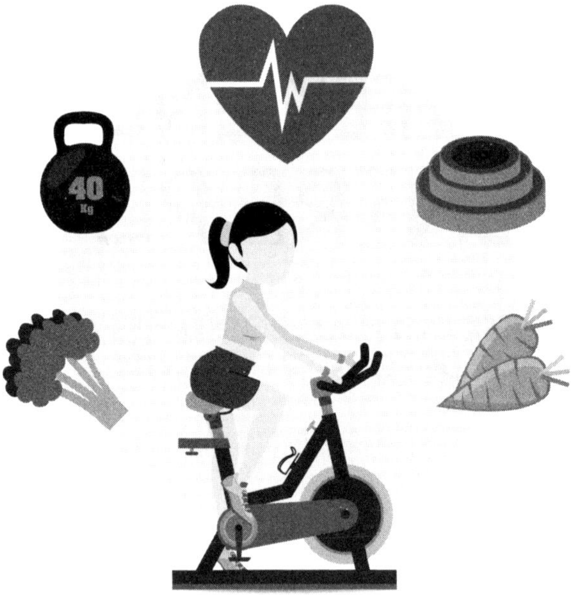
40
Kg

SOMMAIRE

1 KG DE TROP

C'est ce que l'on « prend » facilement à partir de 35 ans si on ne « fait pas attention ». Ce kilo correspond à 8 000 calories en trop sur l'année. Soit à 1 morceau de sucre par jour. Éliminez ce morceau de sucre et perdez 1 kg en 1 an sans aucun régime !

123

C'est la quantité de calories en moins si vous consommez un smoothie à l'orange plutôt qu'un jus d'orange (orange + yaourt + glace = bien moins sucré que 100 % jus d'orange), et en plus avec plein de fibres !

1 HEURE

1 heure d'entraînement le samedi + 1 heure d'entraînement le dimanche : cela suffit pour « débloquer » les choses. Un week-end de 3 jours ? 30 à 40 minutes chaque jour.

30 MINUTES

C'est la durée optimale de l'exercice pour un résultat ventre plat. Pas plus longtemps. Mais explosif ! (et à refaire 2 voire 3 fois dans la journée au cours de nos week-ends).

3

C'est le nombre optimal d'entraînements HIIT (*high intensity interval training*) par semaine pour obtenir un ventre plat le plus vite possible.

50 000 LITRES

C'est la quantité de boissons que nous absorbons dans une vie. Mieux vaut qu'elles soient à 0 calorie !

30 TONNES

C'est la quantité de nourriture que nous avalons en une vie.

80 000

C'est le nombre de repas devant lesquels nous nous attablons en une vie.

1

C'est la quantité de calories apportée par 1 radis... le meilleur snacking ventre plat !

142

C'est la quantité de calories en moins dans un sandwich si vous le tartinez de chair d'avocat plutôt que de mayo.

16 CALORIES

C'est ce que vous gagnez en ne sucrant pas votre café.

30 SECONDES/30 SECONDES

C'est le ratio parfait : 30 secondes hors d'haleine (sprint), 30 secondes repos. À reproduire sur 30 minutes.

2 VOIRE 3 JOURS

C'est la durée sur laquelle le métabolisme est boosté après une session de sport impliquant la totalité du corps. Plus c'est intense (HIIT), plus le corps « brûle » longtemps.

À QUI S'ADRESSE CE LIVRE ?

À vous :

- Qui avez un « petit ventre » mais le reste du corps mince : hop ! direction notre week-end « Sans sucre » (voir p. 81).
- Qui ballonnez après chaque repas (alors que vous vous levez le matin avec le ventre plat comme une limande) : c'est le week-end « SOS ballonnements » qu'il vous faut (voir p. 105).
- Qui n'avez pas le temps, pas le temps, pas le temps... : essayez notre week-end « Je stresse donc je ballonne ! » (p. 127).
- Qui êtes en surpoids « de partout », et avez donc probablement un problème mathématique : trop de calories entrent, trop peu sortent. Reportez-vous à notre week-end « Master class : je crame des calories de folie » (p. 153).

À QUOI SERT UN VENTRE PLAT ?

- *À rentrer dans un jean taille basse* (mais c'est le moins important de la liste). Et à rentrer dans tout un tas de vêtements qu'on n'oserait jamais porter avec un bourrelet façon bouée ou sac de patates. On part de la gauche (une silhouette qui ne laisse pas grand choix dans les magasins de prêt-à-porter) pour aller vers la droite, qui permet à peu près toutes les tenues !

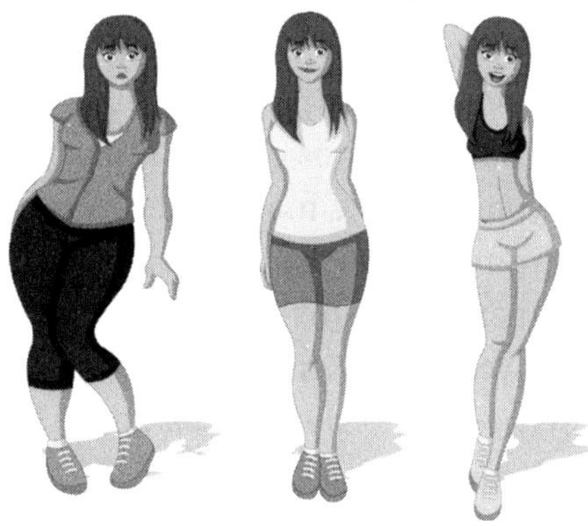

- *À garder une posture droite,* digne, « jeune »... et donc à ne pas avoir l'air « vieux » avant l'âge.

- *À bien digérer,* car un ventre « mou » et « gros » est un ventre qui souffre, constipé, qui digère mal, qui ballonne.

- *À tousser correctement* (c'est important quand il le faut), à respirer correctement (c'est plus que vital, tout le temps !), donc à rester en bonne santé d'une manière générale.

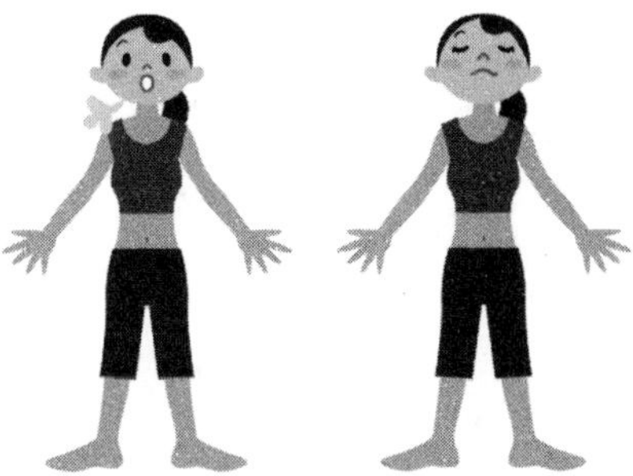

- *À maîtriser son corps* (car le ventre en est le centre), son équilibre au sens proprioceptif du terme. L'objectif : place correcte dans l'espace, aptitude à bouger harmonieusement, à éviter les chutes, les pièges, aptitude à faire du roller, de la trottinette, du stand-up paddle... ou à marcher tout simplement sans tomber et se rompre le cou.

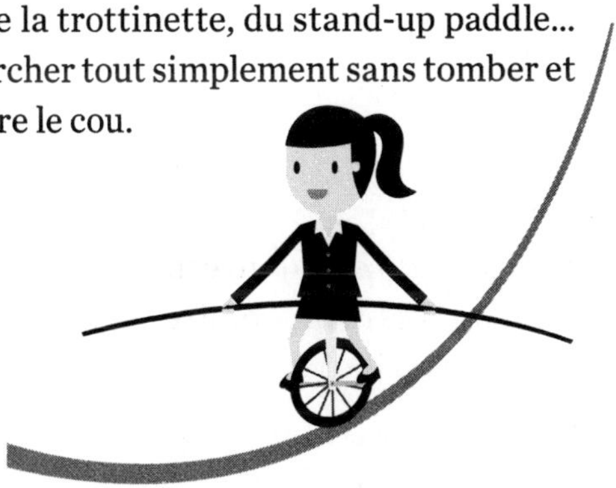

UN WEEK-END VENTRE PLAT, ÇA MARCHE VRAIMENT ?

Il est bien évident que ce n'est pas en un week-end que vous allez « perdre » votre ventre. Sauf peut-être ceux qui souffrent de ballonnements à chaque repas, et qui en seront débarrassés dès le... premier repas ! Mais il y a un début à tout, et votre début à vous commence ce week-end : vous aurez en format condensé toutes les clés pour retrouver vite et bien un ventre plat. À vous de voir comment procéder pour installer les résultats : soit vous ne pouvez vous occuper de vous que le week-end, auquel cas nous vous suggérons fortement de réitérer notre programme tous les week-ends jusqu'à obtention du résultat souhaité ; soit vous avez compris l'importance extrême des « petits choix » au quotidien (et nous allons tout faire pour cela au fil du livre) et vous allez intégrer aussi le reste de la semaine de bons réflexes qui ne vous prendront pas une seconde – par exemple ne pas sucrer votre café.

Alors oui, un week-end ça marche vraiment pour :

- **Se rendre compte que sous la graisse, là,** molle, il y a des muscles qui ne demandent qu'à bosser… et à souffrir un peu comme vont vous le rappeler quelques courbatures si vous suivez le week-end « Master class » (p. 153). Aussi vous vous lancez non pas dans un régime ou je ne sais quelle privation, mais dans une stratégie où il ne s'agit pas seulement de « perdre » (du gras) mais avant tout et surtout de « gagner » (une belle silhouette, un ventre performant et sain, et une plus grande confiance en vous au passage, ce qui n'est pas négligeable).

- **Intégrer mentalement que ce sont certains micro-choix quotidiens** qui plombent votre silhouette : rester assis toute la journée (en passant d'un siège à l'autre), consommer trop de sucre sous toutes ses formes, manger de façon anarchique, continuer à avaler des additifs et des produits industriels (certains empêchent vraiment de maigrir… et font vraiment prendre du poids !)... C'est la fameuse méthode des « petits pas », et c'est la plus efficace en ce bas monde.

- **Découvrir avec amusement que vous êtes un (grand) enfant.** Et qu'à partir du moment où vous vous amusez, tous les changements (alimentaires, fitness) sont envisageables. Un exemple : les légumes, bof ! d'accord... Mais les légumes dans une omelette avec de bons œufs baveux, ça change tout. Voyez les choses autrement !

- **Mettre en place les bons réflexes pour le reste de votre vie.**
  - *Partir avec une liste de courses cohérente.* Non on ne renouvelle pas inlassablement l'achat des plats surgelés dont on a l'habitude, puisqu'ils vous ont mené là où vous êtes. On change de rayon si on a l'habitude de se fournir au supermarché. On va plus souvent au « petit magasin » et au marché (boucher, fruitier, maraîcher...), on ouvre ses horizons !
  - *Cesser de balancer une barquette surgelée au micro-ondes* en croyant que c'est « pareil » et que ça « gagne du temps ». Non, ce n'est pas « pareil » : mieux vaut un plat

plus simple mais préparé à la main, cuit vapeur ou à la casserole/poêle.

- ***Faire bouger ses jambes.*** C'est la base de la base. Les cuisses étant les muscles les plus volumineux du corps, si vous n'en faites bouger que deux ce sont ceux-là. Donc mettez un pied devant l'autre. Même si ça ne suffit pas, marcher est indispensable ! Quelques minutes chaque heure, et c'est l'OMS (Organisation mondiale de la santé) qui le dit.
- ***Éviter systématiquement la facilité.*** Les escalators, la voiture pour parcourir 50 mètres, les tapis roulants, la télécommande et même les robots ménagers (pour monter les blancs en neige par exemple). Toutes ces inventions sont géniales, certes. Mais elles causent aussi notre perte, en tout cas celle de nos muscles. On se plaint que les robots « à venir » risquent de nous remplacer et de créer des chômeurs... sans se rendre compte qu'ils ont déjà remplacé une partie de nous et que nous accueillons cela avec enthousiasme. Résultat on ne se lève plus pour changer de chaîne (de télé), on reste statique devant le saladier où se prépare, comme par magie, notre mousse au chocolat (les blancs en

neige montent tout seuls), on ne va plus à la boulange à pied, on ne monte plus les marches dans les magasins (ce sont elles qui nous montent). Bref : autant de petites victoires technologiques, mais de grandes pertes musculaires et minceur. À chaque fois que vous allez ordonner à une machine de faire quelque chose à votre place, demandez-vous si finalement ça vaut vraiment le coup.

LES 15 GESTES VENTRE PLAT

VOICI LES 15 RÈGLES INCONTOURNABLES ET LE TEMPS QU'ELLES NÉCESSITENT

1. #PASDEXCUSE = 0 SECONDE

Bouger plus ? Impossible ! Il fait trop froid, trop chaud, gris (bientôt la pluie ?), noir, mal au dos, aux dents, à la tête, crevé de la journée, trop de choses à faire, les enfants à s'occuper, la vaisselle à faire, pas la moelle de ressortir... toutes ces excuses on les connaît par cœur. Et toutes sont mauvaises, au fond de vous, vous le savez très bien. Ne pas trouver une poignée de minutes pour « se bouger » chaque jour, c'est grave. Cela signifie en réalité que vous n'êtes pas motivé. Alors voici les choses telles qu'elles se présentent :

- Si vous avez ce livre en main, c'est parce que vous n'êtes pas content de vos abdos.

- Si vous n'êtes pas content de vos abdos c'est que vous ne faites pas ce qu'il faut pour en avoir des beaux.
- Nous vous donnons les clés pour atteindre votre objectif. Et constater un progrès (même minime) en UN week-end.
- Si vous voulez consolider les acquis, renforcer vos abdos, dessiner votre ventre, il va falloir faire les bons exercices.
- Si vous voulez que le monde entier (ou simplement votre partenaire ou même juste vous-même) puisse admirer vos muscles tout neufs, il va falloir éliminer en même temps (ou même d'abord) la couche de gras qui est paresseusement alanguie dessus. Sinon personne ne verra rien du tout. Pour cela, aucune échappatoire, il faut faire bosser le cardio pour brûler ces graisses. Ce sont nos exercices « La minute cardio ».
- Si vous n'êtes pas prêt à ça, gardez votre ventre mou et votre graisse dessus, et on n'en parle plus.

LE GESTE WEEK-END VENTRE PLAT

Cardio le matin, abdos l'après-midi (ou vice versa, ou ensemble…), c'est la base du contrat.

2. ARGILE/CHARBON = 1 SECONDE

L'argile et le charbon, deux éléments naturels, font dégonfler les ventres pleins de gaz quasi instantanément. C'est que l'un et l'autre possèdent naturellement une capacité énorme à « attraper » et à « retenir » ces gaz. Puis à les éliminer. L'argile, c'est de la terre ; le charbon, du bois calciné – en général du bois de bouleau. Tous deux absorbent, au passage, d'autres choses indésirables (résidus d'alcool, de microbes, de médicament, de métaux lourds, de « poisons » en tous genres...), ce qui les rend également détox. Concernant le charbon, celui dit « activé » est encore plus efficace = il a été calciné deux fois, ce qui augmente encore ses petits pores, autant de microtrous qui vont piéger tant les gaz que les molécules indésirables.

Argile et charbon existent sous forme de poudre simple à mélanger avec de l'eau (forme la plus efficace) ou en gélules/capsules (forme la plus pratique). On en consomme un petit peu avant chaque repas, en cures de trois semaines. Efficacité antiballonnements et troubles digestifs en général garantie. Mais attention, en cure seulement, n'en prenez pas toute l'année !

LE GESTE WEEK-END VENTRE PLAT

Si vous souffrez de ballonnements ou que vous sentez que vous avez besoin d'une détox, filez en pharmacie ou en boutique diététique acheter l'un ou l'autre et revenez à la maison poursuivre votre lecture à partir de la p. 105 : « Week-end ventre plat SOS ballonnements ». Si ce n'est pas votre problème, oubliez et passez au geste suivant.

3. AUTOMASSAGE DU VENTRE = 3 MINUTES

MASSAGE EXPERT AROMA : 3 MINUTES PAR JOUR

Dans un flacon, mélangez 10 gouttes d'huile essentielle de bois de Hô et 5 ml d'huile végétale de jojoba. Chaque jour, après la douche, prélevez un peu de votre préparation « aroma expert ventre plat » et massez votre ventre selon le protocole suivant :

30 secondes : effleurez largement et sans appuyer toute la zone du ventre que vous allez travailler. C'est une « prise de contact » et vous en profitez pour étaler sur la peau votre huile ventre plat.

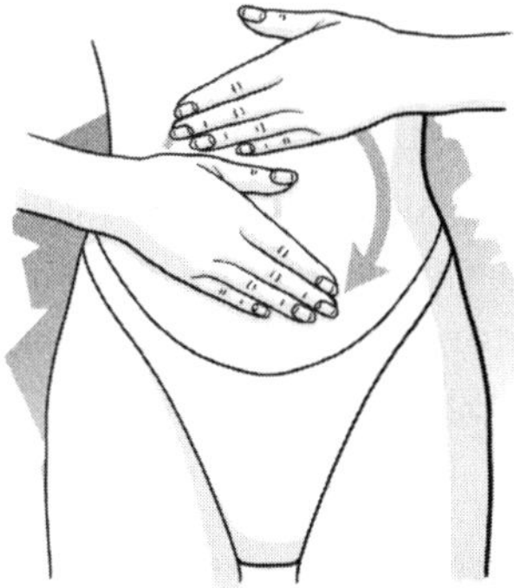

30 secondes : appliquez énergiquement localement, sur le ventre, en dessinant des cercles plus ou moins appuyés.

2 minutes : faites un palper-rouler, comme les pros ! Pincez la peau pour former un pli, une vague, que vous déplacez de gauche à droite et de droite à gauche en prenant appui sur la peau avec votre index et en « suivant » avec le pouce. Une dizaine de fois ainsi, puis vous vous attaquez à un autre pli, et rebelote. C'est exactement le geste réalisé en institut de beauté... Il n'est pas très agréable car il « décolle », mais super-efficace pour déloger petit à petit l'eau et les graisses « coincées » dans le tissu conjonctif. Certains petits appareils mécaniques de massage, le plus souvent fournis avec une huile de massage anticellulite, reproduisent le palper-rouler mécanique, essayez-les pour voir ? Sinon la main seule fait très bien le travail, et tout en finesse. Rien n'empêche de faire le même geste sur les cuisses et les fesses, avec le même mélange aroma, si vous avez besoin d'affiner aussi ces zones, bien entendu.

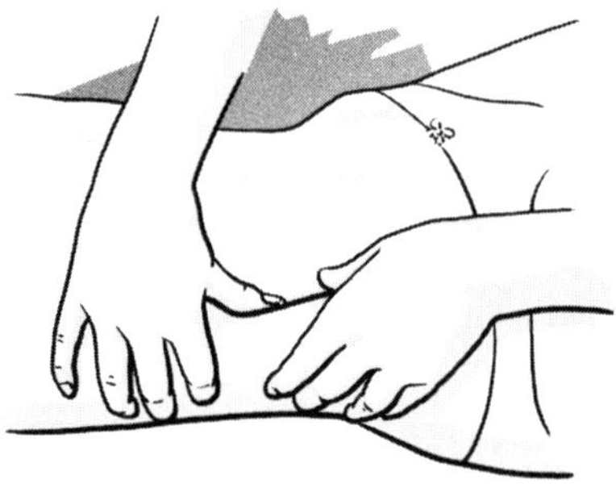

Conseils empruntés à Danièle Festy, dans *Le guide visuel des huiles essentielles* et dans *100 massages aux huiles essentielles* (Leduc.s Éditions).

LE GESTE WEEK-END VENTRE PLAT

« Un automassage du ventre chaque jour éloigne les bourrelets pour toujours », un proverbe à ne jamais perdre de vue. Plutôt le soir au coucher si vous êtes stressé, plutôt le matin si vous êtes constipé. Les deux si... vous êtes les deux. Gardez ce réflexe dans la semaine, c'est plutôt agréable, non ?

4. MARCHE ACTIVE = 1 HEURE

Marcher, c'est bien. Marcher activement, c'est-à-dire à une allure très soutenue, c'est mieux. Les « vrais » marcheurs sportifs avancent aussi vite que les coureurs, ça vous donne une idée de l'effort à fournir... mais aussi de la quantité de calories brûlées ! En effet, on a coutume de dire que rien n'est plus brûle-graisses que le running. C'est vrai... sauf la marche active qui fait quasiment aussi bien, sans brusquer les articulations ni le périnée.

À condition d'avoir de bonnes chaussures, c'est-à-dire étudiées pour. Oubliez les mocassins et toutes chaussures de ville, même que « vous trouvez confortables ». On parle de sport, là, même si son nom vous évoque vaguement une séance de shopping tranquille entre copines.

Nous vous recommandons des chaussures de marche souples dédiées à la marche sportive (demandez au vendeur), surtout si vous pratiquez/battez le pavé/arpentez/crapahutez en zone urbaine, sur un sol très dur : les emplacements de renforcement, sous la semelle, pour absorber les chocs et protéger vos articulations, ne se trouvent pas du tout aux mêmes endroits que sous les chaussures de running par exemple, puisque le pied n'a pas du tout le même mouvement, les mêmes contraintes. Et pas du tout aux mêmes endroits non plus que sous les chaussures de ville, qui ne possèdent aucune zone d'absorption de choc.

Si vous allez vous balader à la campagne, en forêt ou sur le sable (sol meuble), prenez plutôt des chaussures de marche à « crampons », un peu plus rigides et agrippantes pour ne pas vous casser la binette dans les descentes. Cette configuration est idéale car vous associez balade dans la nature, magnifiques paysages, sols accidentés donc bons pour « faire du muscle », air pur...

Choisissez toujours

- ½ taille en plus de la vôtre, vos pieds vont forcément gonfler. Si tel n'est pas le cas, c'est que vous ne marchez pas assez vite ;
- des matériaux respirants, naturels : oubliez les marques bas de gamme à petit prix, vous allez transpirer comme une bête dedans, faire des ampoules, râler, rager et abandonner ;
- un confort parfaitement parfait dès le magasin. N'écoutez surtout pas le vendeur s'il vous assure qu'elles « vont se faire ». Essayez une autre paire

si quoi que ce soit vous gêne (couture, doublure, orteil qui frotte, sensation de lourdeur...).

Avec ou sans bâtons (de marche nordique par exemple), pour faire travailler aussi le haut du corps ? C'est vous qui voyez. Personnellement nous préférons sans, nous les trouvons plutôt plus encombrants qu'autre chose. Mais tout dépend de vos envies, du sol encore une fois.

LE GESTE WEEK-END VENTRE PLAT

1 heure de marche active le samedi ET 1 heure de marche active le dimanche. Ça vous fera les pieds ☺

5. SOMMEIL = 8 HEURES

Un super-basique pourtant incroyablement méprisé, sous-estimé en tout cas. Alors que les choses soient bien claires : il est impossible de perdre du poids et d'être en forme, en bonne santé et mince si l'on ne dort pas suffisamment, et suffisamment profondément. C'est pourquoi pour un week-end ventre plat, on est au lit samedi soir pas trop tard. Sinon c'est un week-end nouba, c'est un autre programme (pas le nôtre !).

LE GESTE WEEK-END VENTRE PLAT

1 heure minimum avant le coucher, stoppez tout écran d'ordinateur, tablette, smartphone. On lâche les réseaux sociaux, les films, Internet, les jeux en ligne, et on s'offre soit un bain aroma minceur, soit une bonne lecture tranquille. Et au lit. Bonne nuit.

6. MÉNAGE/CALORIES = 1 HEURE

Un petit tableau valant mieux qu'un discours, admirez et déduisez !

ACTIVITÉ	CALORIES BRÛLÉES (POUR UNE PERSONNE PESANT 70 KG)
Faire la vaisselle	30 calories (pour 10 minutes)
Faire les lits	15 calories (pour 5 minutes)
Repasser	80 calories (pour 30 minutes)
Jardiner	320 calories (pour 60 minutes)
Laver la voiture (seau + éponge)	330 calories (pour 60 minutes)
Balayer	100 calories (pour 30 minutes)

LE GESTE WEEK-END VENTRE PLAT

1 heure de ménage « à fond » pour dégager les graisses et... la poussière.

7. LES ESCALIERS = 3 MINUTES

La meilleure machine de muscu et ventre plat de tous les temps. Et gratuite en plus ! Quand on pense que vous la délaissez systématiquement dans le métro, les grands magasins, à l'appartement pour emprunter le traître ascenseur ou escalator, quelle tristesse.

Le transverse et l'ensemble des abdos fonctionnent notamment lorsque vous montez, descendez ou encore grimpez (en forêt, en balade). Dès que le sol n'est pas plat, les abdos travaillent. Marcher sur du plat à la maison, sur le trottoir, dans un centre commercial, ça ne fait pas vraiment bosser les abdos.

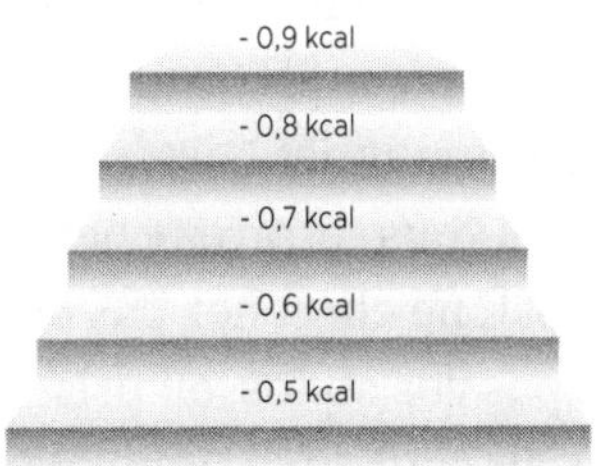

LE GESTE WEEK-END VENTRE PLAT

Trouvez-vous des escaliers. N'importe où. Chez vous : c'est le top. Dehors, dans la rue, en bout de ruelle, à Montmartre dans Paris, à la station de métro lyonnaise Croix Paquet, aux grands magasins, dans une tour de La Défense... où vous voulez mais grimpez, grimpez, grimpez ! Autre option : en salle de sport, sur une machine appelée « stair master » et c'est parti.

8. LA RESPIRATION « VENTRE PLAT » = NON-STOP (EN ÉVEIL)

Vos poumons sont conçus pour respirer bien plus « grand » que ce mince filet d'air qui se faufile jusqu'aux bronches, presque en s'excusant, et ressortant presque aussi vite pour être remplacé par son frère jumeau. Vous n'êtes pas en mode « respiration », vous êtes en mode « survie ». Comme presque nous tous ! C'est pourquoi le sport, même à faible intensité, est intéressant car il oblige à respirer plus amplement et, donc, sollicite enfin ces muscles laissés en friche le reste de la journée. Si vous respirez « petit » et ne faites jamais de sport, ne cherchez pas plus loin : vous ne sollicitez pas vos abdos, en prise directe avec les poumons, ils sont donc ramollos. Ce n'est pas en vous forçant à faire 5 minutes d'abdos 3 fois par semaine que vous changerez quoi que ce soit à votre situation, désolée.

Respirer, c'est faire participer l'ensemble du corps à ce mouvement permanent, notamment les muscles du ventre. Petite respiration = abdos en vacances. Bougez davantage et forcez-vous à respirer profondément, amplement, le plus souvent possible dans la journée et, si vous n'y pensez pas, au moins le soir de retour à la maison. Avis de grand calme et de sérénité en bonus, c'est toujours ça de pris.

À la gym, en général, on fait travailler en cours d'abdos fessiers davantage les grands droits et les obliques... Focalisez au contraire sur le transverse, et ce le plus souvent possible dans la journée !

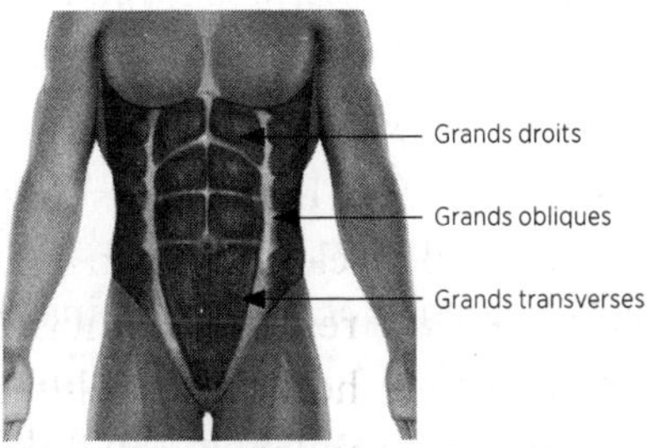

GRANDS DROITS/OBLIQUES/TRANSVERSES

LE GESTE WEEK-END VENTRE PLAT

Ne ratez pas les ateliers « Respirologie » du week-end. Il y en a 4 minimum, et l'idée c'est de renouveler le plus souvent possible la respiration « ventre plat » au maximum pour qu'elle devienne quasi un automatisme.

9. LA PLANCHE = 2 MINUTES

L'exercice roi du gainage, celui qui vous donne un ventre aussi beau et verrouillé qu'on peut en rêver. Attention : le mieux est l'ennemi du bien. N'abusez pas ; ignorez les défis ridicules qui fleurissent sur la toile en mode « objectif planche durant 20 minutes ». Rappel : les muscles fonctionnent selon un système très ingénieux de tension/relâchement. Les maintenir en tension pendant trop longtemps n'a aucun intérêt, ils ne se renforcent pas davantage (au contraire) et en l'occurrence, vous risquez de comprimer trop longtemps vos organes digestifs et respiratoires. En prime, vous risquez d'abîmer votre périnée. Au total, des défis à oublier. En revanche, la planche en elle-même, bien faite (donc en alternance de gainage et repos), est un super-exo. Nous vous recommandons de le garder sous la main chaque jour de la semaine, pour constater de spectaculaires résultats en moins de 15 jours. Mais à vous de voir.

- *Débutant (1er week-end ventre plat) :* 20 secondes planche/40 secondes repos/20 secondes planche/40 secondes repos.
- *Expert (dès le 3e week-end ventre plat) :* 45 secondes planche/15 secondes repos/45 secondes planche/15 secondes repos.

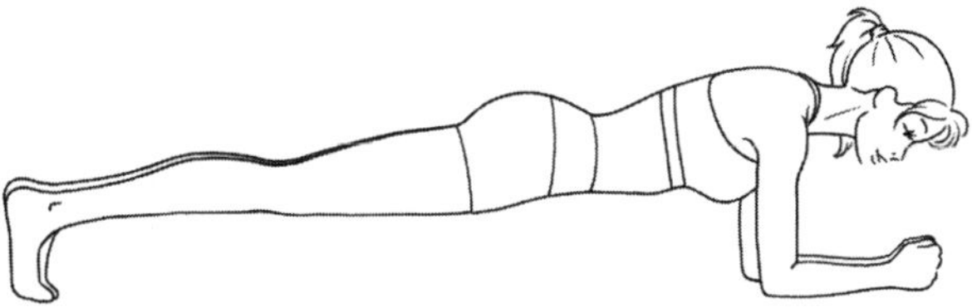

LE GESTE WEEK-END VENTRE PLAT

On démarre la journée dans tous les programmes par la planche, au saut du lit. Histoire d'être dans le bain direct. Motivé, motivé !

10. LE TRAVAIL DU TRANSVERSE = 20 SECONDES X 10 RÉPÉTITIONS

Les abdos, vous ne faites que ça depuis des mois, des années. En toute bonne foi, en toute bonne volonté, avec beaucoup d'application... Mais quand même n'importe comment, la preuve puisque vous avez ce livre en main. Ne le prenez pas mal, mais il y a un minimum d'anatomie à connaître pour faire travailler les bons muscles, strate par strate, pour tonifier, renforcer, gainer, galber. Avant tout, le muscle appelé « transverse », situé profondément (pas du tout les plaquettes de chocolat, bien visibles, elles). Le transverse est même si profond qu'on le sent à peine, sauf en se concentrant bien... ce qui ne risque pas d'arriver dans un cours collectif bondé, ultra-bruyant et basé sur la répétition et la transpiration, pas vraiment sur l'intériorisation et la concentration. Tant que ce muscle-là ne bossera pas, tout ce que vous pourrez essayer de construire dessus s'effondrera comme un château de sable à marée haute. Le transverse ne « gonfle pas », il « gaine » et ne se voit pas. Si vous ne faites travailler qu'un seul muscle pour votre objectif, c'est pourtant lui.

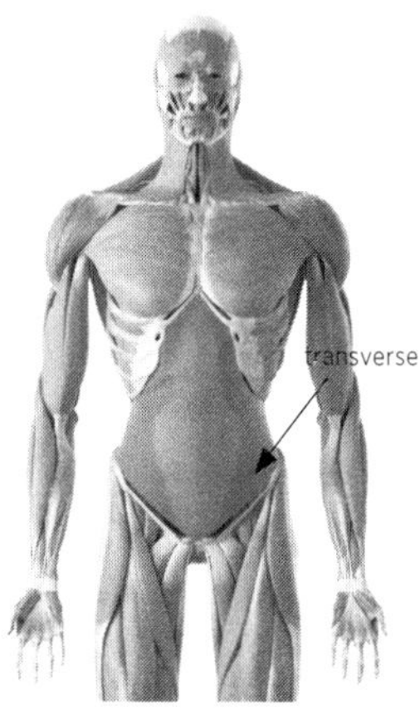

Rentrer le ventre, tousser : c'est le transverse qui s'en occupe. Pensez à rentrer le ventre au maximum et à « verrouiller » par tranches de 20 secondes au moins, en toutes circonstances, y compris pendant vos exercices ventre plat. Des séries de 10 répétitions sont un très bon début, déjà.

LE GESTE WEEK-END VENTRE PLAT

On se concentre sur le gainage du ventre pendant les exos, mais aussi pendant « tout le temps », faites que cela devienne obsessionnel. En poireautant à la caisse, en attendant le bus, en lisant...

11. EN SEMAINE, DANS LA JOURNÉE, UN BREAK TOUTES LES 30 MINUTES = 1 MINUTE

Collé à votre ordi du matin au soir ? Forcez-vous le plus souvent possible, toutes les 30 minutes dans l'idéal, à faire quelques respirations amples et à « rentrer le ventre » pour gainer tout ça. Rien ne vous empêche de continuer à bosser pendant ce temps-là, en plus vous gagnerez en calme, clarté et productivité. Et dites-vous bien que, là encore, assis confortablement dans votre chaise/fauteuil/

lit, vous confiez à ce support le soin de « tenir » votre corps, et ce à la place de vos muscles qui normalement sont conçus pour. Vous voyez, bien avant les robots, on a inventé des objets pour bosser à notre place !

LE GESTE WEEK-END VENTRE PLAT

Quelle que soit votre activité, levez-vous toutes les 30 minutes si possible (sinon toutes les heures, en semaine, si vous ne pouvez pas faire mieux) : 1 minute, quelques pas suffisent.

12. GÉRER LE STRESS = 24/24

Les relations stress/poids peuvent se traduire de différentes manières.

- *Soit le stress vous coupe l'appétit,* et logiquement vous maigrissez à vue d'œil (c'est souvent le cas des amoureux transis, qui se nourrissent de sentiments et d'eau fraîche, car le coup de foudre est un vrai stress !). Vous entrez dans la catégorie « surrénalienne ». Idem si vous mangez normalement ou même plus que d'habitude, et que vous maigrissez tout de même, comme si votre corps ne « retenait » rien. En toute logique vous n'êtes donc pas en train de feuilleter ce livre et nous parlons dans le vide le plus complet.

- *Soit le stress vous dérègle l'appétit :* ce n'est pas vraiment que vous mangez comme un ogre, mais vous vous mettez à avaler n'importe quoi. Il n'est pas rare de rencontrer le même amoureux transi qui s'est fait plaquer et ne se nourrit plus que de barres de Bounty. Vous pouvez cocher la case « sérotonine ». Vous êtes 100 % concerné par ce livre, car le sucre (comme l'alcool) se loge directement sous forme de bourrelets graisseux dans le ventre. reportez-vous au « Week-end sans sucre » (p. 81).

- *Soit enfin vous ne mangez pas vraiment,* vous picorez plutôt, indigné par les injustices de la vie, mais vous prenez des kilos, sans commune mesure avec vos apports caloriques. Vous êtes dans la case « cortisonique ». Le ventre n'est pas, hélas, votre seul souci, vous avez tendance à « prendre de partout » : reportez-vous au « Week-end master class » (p. 153).

L'OBSESSION MAGNÉSIUM

Le stress est un gouffre à magnésium, et un déficit en magnésium peut contribuer au surpoids. Buvez de l'eau minérale riche en magnésium, c'est le meilleur moyen de faire « le plein »... pour zéro calorie. Les légumes verts aussi sont bourrés de magnésium ; comme la vie est bien faite, vous en avez plein dans vos programmes, à partir de la p. 79.

Au fait, pourquoi certaines personnes prennent du poids en cas de stress, tandis que d'autres deviennent filiformes ? Pour diverses raisons, dont une hormonale. Les premières ont une réponse cortisonique au stress, tandis que les secondes ont une réponse surrénalienne. Une troisième catégorie, enfin, oppose au stress une réponse sérotoninergique (ces personnes peuvent malheureusement cumuler, et être à la fois cortisonique ET sérotoninergique).

MALHEUREUX CORTISONIQUES

Si vous êtes « cortisonique », vous fabriquez une substance appelée « cortisone » lorsque le stress vous agresse. La cortisone fait gonfler et grossir. À force, vous prenez du poids.

HEUREUX SURRÉNALIENS

Si vous êtes « surrénalien », vous fabriquez une substance appelée « noradrénaline » lorsque le stress agresse. Cette substance déstocke les graisses et les brûle. À force, vous perdez du poids. Votre bonheur n'est peut-être pas si total car à force vous perdez vos réserves, et si d'aventure vous en avez brusquement besoin (maladie, intervention chirurgicale...), vous risquez d'avoir moins de force pour affronter les choses, mais cela est un autre problème.

PAUVRES SÉROTONINERGIQUES

Si vous êtes « sérotoninergique », vous avez un déficit en une substance, la sérotonine, que vous fabriquez insuffisamment en temps normal, et encore moins en cas de stress. Pour augmenter son taux, vous mangez des aliments sucrés, parfois toute la journée, car le sucre augmente le taux de sérotonine. À force, vous prenez du poids.

VITAMINE C, L'ALLIÉE DE L'OMBRE

Le stress fait chuter la teneur en vitamine C de la glande surrénale. Or, cette vitamine est nécessaire à la fabrication de la noradrénaline. Si vous êtes un « heureux surrénalien », sachez cependant que plus le stress se prolonge, plus la vitamine C chute. À terme, si vous n'en avez plus assez, votre glande surrénale ne peut plus fabriquer de noradrénaline, cette substance magique qui vous fait rester d'autant plus mince que les vicissitudes de la vie s'acharnent sur vous. Le risque est de vous transformer en « malheureux cortisonique » ! Les nutrithérapeutes rencontrent régulièrement des personnes qui maigrissaient sous l'effet du stress mais qui ont grossi ensuite. Une parade : bien veiller à ses apports en vitamine C, par exemple en consommant des agrumes, des fraises et autres fruits rouges/noirs, des kiwis, du chou (sauf en « Week-end SOS ballonnements » !).

LE GESTE WEEK-END VENTRE PLAT

Suivez scrupuleusement les conseils zen de notre « Week-end antistress » (p. 127) : les bains, la respiration, l'automassage du plexus, les exos de shadow boxing... tout compte en coeff 5 pour vous !

13. LE SHADOW BOXING : LE BRÛLE-GRAISSES FAÇON ROCKY = 5 MINUTES

Littéralement « boxe de l'ombre », le shadow boxing est une technique extrêmement répandue auprès des boxeurs professionnels consistant à porter des coups dans le vide, sur un adversaire imaginaire. Repris par les clubs de fitness, cette pratique a été adaptée en cours de 45 minutes à 1 heure, sur des musiques rythmées et avec des chorégraphies étudiées pour faire travailler l'ensemble du corps. Généralement pratiqué face à un miroir, droite, gauche, uppercut, crochets et coups de pied s'enchaînent pour solliciter intensément la fréquence cardiaque.

LE GESTE WEEK-END VENTRE PLAT

Le shadow boxing est spécialement pour vous si vous sentez le besoin d'évacuer vos tensions, votre colère et votre anxiété au travers d'une activité sans choc ni danger. Et si vous cherchez à affiner votre silhouette et à prendre confiance en vous.

14. LE DO-IN (AUTOMASSAGE) = 1 MINUTE

Il existe différents types de massages. Un massage chinois, thaïlandais ou japonais sera a priori très différent d'un massage occidental, ne serait-ce que parce que, en Asie, l'approche est avant tout énergétique : on stimule certaines zones du corps dans l'espoir que l'énergie, considérée alors comme « manquante » ou, au contraire,

« excessive » à tel ou tel endroit de l'organisme, est responsable de maux à distance dans les organes. En Occident, on a plus tendance à toucher « là où ça fait mal », l'approche est anatomique. Ainsi, une constipation se traite à l'occidentale avec un massage du côlon, tandis qu'un massage traditionnel asiatique travaillera avant tout les méridiens et les points énergétiques reliés au système digestif.

COMMENT SOLLICITER UN POINT DO-IN (OU POINT D'ACUPRESSION) ?

1. *Concentrez-vous sur votre mouvement,* l'extérieur ne doit plus compter. C'est l'un des grands avantages de cette méthode : un micromoment zen, à soi, n'importe quand dans la journée en faisant participer le corps. L'important est de le faire chaque jour, sans exception. Le résultat vient de la répétition du geste : on ne libère pas en une seule fois de l'énergie accumulée, on répète inlassablement le « message ». Assiduité et constance !

2. *Identifiez précisément le point à stimuler sur votre corps.* Pour cela, observez attentivement nos dessins.

3. *Appuyez fermement (mais doucement !) directement sur le point,* soit avec votre pouce (plus de force), soit avec votre majeur et votre index isolés ou réunis (plus facile pour atteindre certains points), tout en dessinant un « rond » dans le sens des aiguilles d'une montre. Comptez 1 seconde par exécution de cercle. Cela s'appelle la pression circulaire, en chinois PRESSION et CIRCULAIRE (pour d'autres types de massages, les Chinois utilisent d'autres idéogrammes, comme ceux relatifs à la friction par exemple). Maintenez quelques secondes. Puis retirez vos doigts (mais laissez-les au contact de la peau sur zone) et cessez la pression. Puis recommencez. Renouvelez une dizaine de fois. Ce massage tonifie le point énergétique et relance ainsi la circulation juste en dessous, pour délivrer un message à l'organe concerné « à distance ».

Plus vous appuyez fermement, plus vous dispersez l'énergie (utile en cas d'inflammation ou de douleur). Plus vous agissez doucement, plus vous concentrez au contraire l'énergie et relancez une fonction un peu « molle ».

按揉

POINTS DO IN « BALLONNEMENTS »

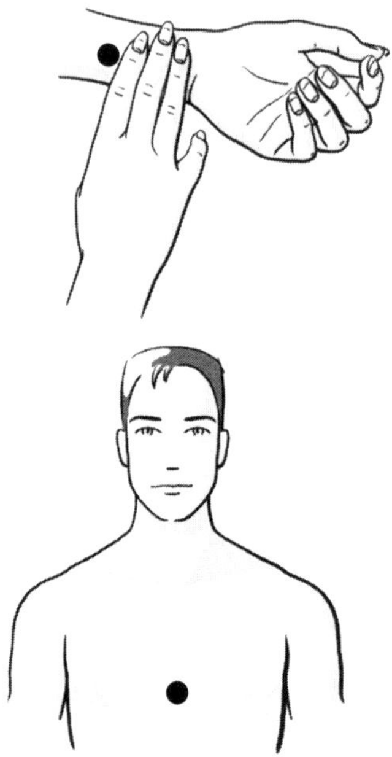

POINT DO-IN « BALLONNEMENTS BRUYANTS »

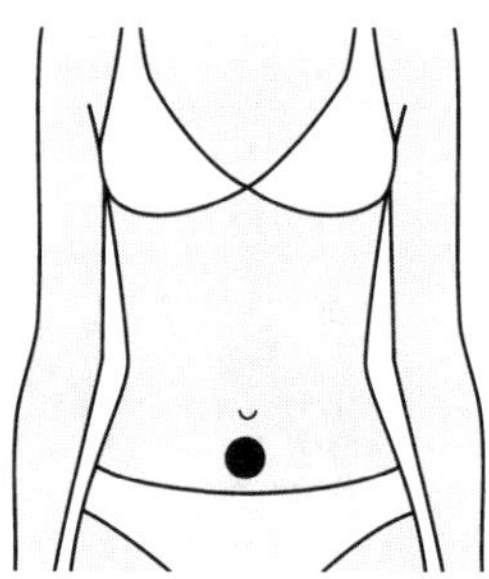

POINTS DO-IN « CONSTIPATION)

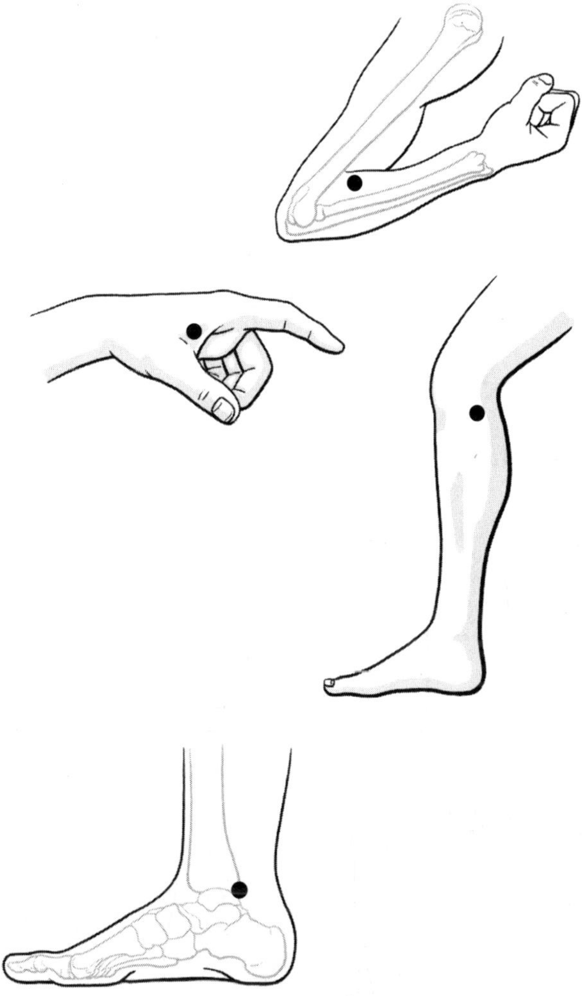

POINT DO-IN « DIGESTION LENTE »

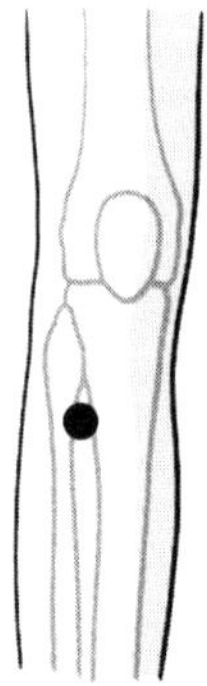

POINTS DO-IN « COUPE-FAIM »

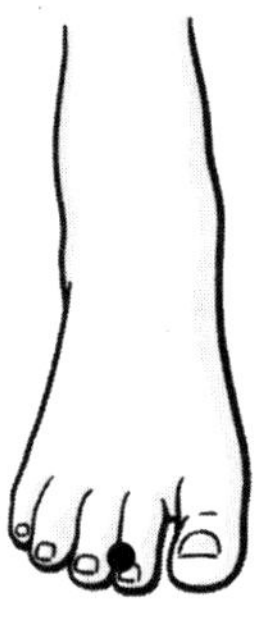

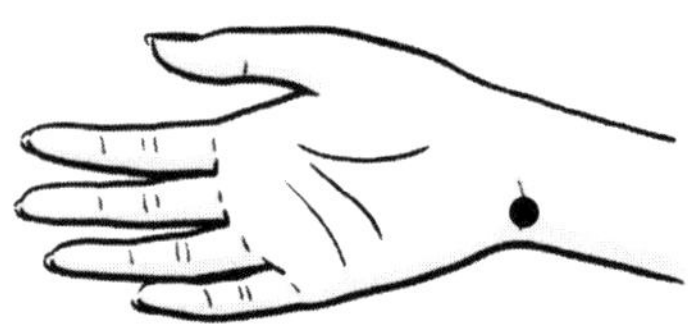

POINT DO-IN « ANTICELLULITE VENTRE »

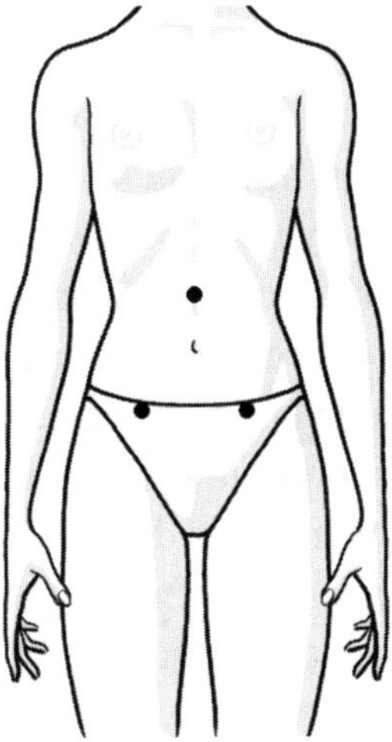

POINT DO-IN « MINCEUR »

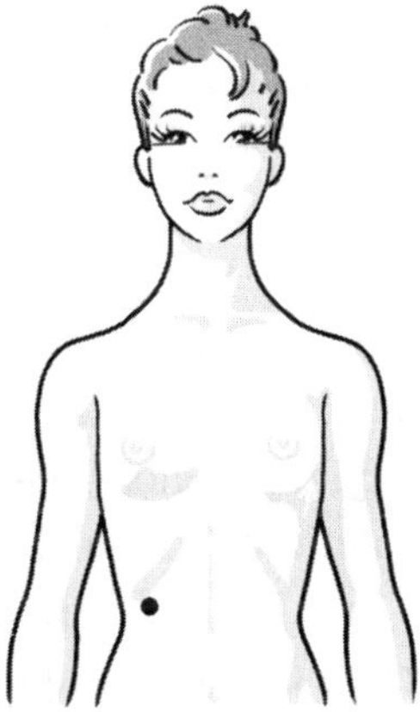

15. PROTECTION DU PÉRINÉE (MUSCLE PUBOCOCCYGIEN) = 0 SECONDE

1 femme sur 3 souffre de fuites urinaires. Et contrairement aux idées reçues, ce n'est pas qu'une question d'âge (même si le vieillissement n'arrange rien) ou d'accouchement (les grossesses ne sont pas tendres avec le périnée, et rares sont les femmes qui s'en tirent indemnes de ce côté-là, surtout après plusieurs accouchements), mais de périnée « trop mou » et de plancher pelvien « à la dérive ». Or, ce groupe musculaire soutient tous les organes du petit bassin (vagin, vessie, rectum) et permet, entre autres, de retenir les urines (et les selles). Il existe divers problèmes de périnée mais ce dont nous parlons dans ce livre est l'incontinence d'effort, de loin le plus fréquent. Ces « petites fuites » qui arrivent en cas de fou rire, d'éternuement, de toux, d'effort musculaire avec une « poussée » vers le bas.

Par conséquent, même les femmes jeunes peuvent se plaindre de fuites urinaires. L'Insep (Institut national du sport, de l'expertise et de la performance) en sait quelque chose : cette pépinière à sportives de haut niveau connaît bien le problème, et des experts sont là pour suivre leur avancée dans leur carrière tout en essayant de protéger leur périnée. Malgré ces précautions, plus d'une athlète sur deux souffrirait de fuites urinaires. Et pratiquer un sport, même de manière occasionnelle, est mauvais pour le périnée... mais bon pour la santé par ailleurs, alors comment faire ? Et quel rapport avec le week-end ventre plat ?

Il est double :

1. Vous allez faire des abdos durant vos programmes. Or, de nombreux exercices d'abdominaux sont abominables pour le périnée (et inefficaces en plus pour les abdos !). Aussi, ne multipliez pas les exos au petit bonheur la chance en piochant n'importe où des astuces ou idées saugrenues, vous risqueriez l'incontinence urinaire, à plus ou moins long terme. Cher payé, non ?

2. Vous allez faire du sport. Or, presque tous les sports sont des ennemis du périnée. Les pires : le trampoline, l'équitation, tous les sports « à saut » (zumba, cours collectifs qui « sautent dans tous les sens »), le step, l'aérobic, le volley, le basket, les sports de combat, l'athlétisme (sauts, gym acrobatique), et hélas, le running. Les plus doux pour le périnée : la natation, la marche et la marche rapide, la danse en général (sans sauts), le yoga, la gym douce, le vélo, le patinage, le roller. Pas d'inquiétude : vous allez pouvoir continuer votre activité préférée mais en ayant conscience de la fragilité de votre périnée durant le sport, et de l'importance extrême d'une bonne posture durant la séance, d'une bonne paire de chaussures amortissantes et de quelques exercices de Kegel en « compensation » après le sport, à l'occasion lorsque vous regardez un film à la télé ou même allongée dans votre lit (voir nos dessins plus bas).

P Donc respectez bien nos conseils périnée « Point P » au fil des programmes, ET compensez chaque séance de sport par une série d'exercices de Kegel. Cela doit devenir une habitude, chaque jour de votre vie. Vraiment !

Remarque : les problèmes de périnée, et donc de fuites urinaires, concernent aussi les hommes, surtout d'un certain âge cette fois-ci. La prostate... Les exercices de renforcement du périnée les concernent donc également, d'autant qu'ils permettent une meilleure maîtrise de l'acte sexuel et davantage de plaisir, pour eux comme pour elles.

Allongez-vous et écartez vos jambes de la largeur des épaules. Détendez vos fesses et le bas-ventre puis contractez les muscles pelviens pendant 5 secondes. Relâchez pendant 10 secondes avant de répéter l'exercice 10 fois.

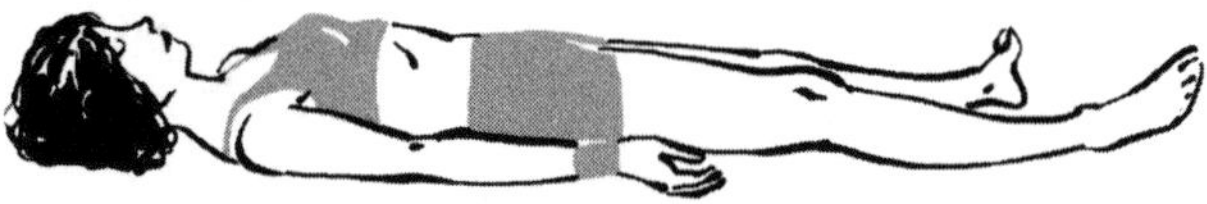

Allongez-vous, pliez les genoux en inspirant. Contractez vos muscles pelviens tout en soulevant les fesses. Tenez la contraction pendant 5 secondes. Relâchez la contraction en posant au sol les épaules, le dos puis les fesses. Répétez l'exercice 10 fois.

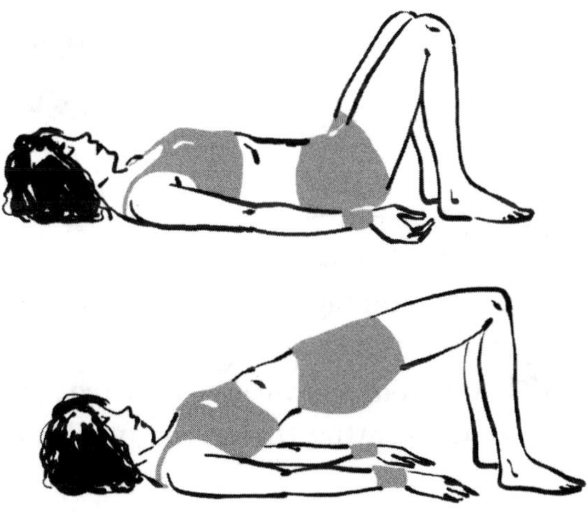

Mettez-vous à quatre pattes sur le sol. Sur l'inspiration faites le dos rond en contractant vos muscles pelviens, tenez 5 secondes. Relâchez en expirant. Répétez l'exercice 10 fois.

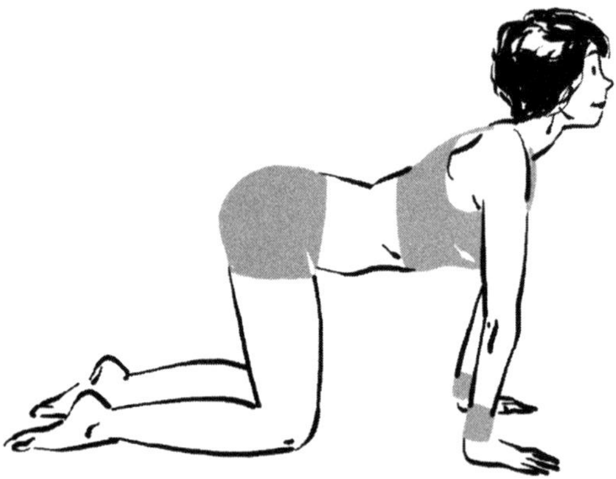

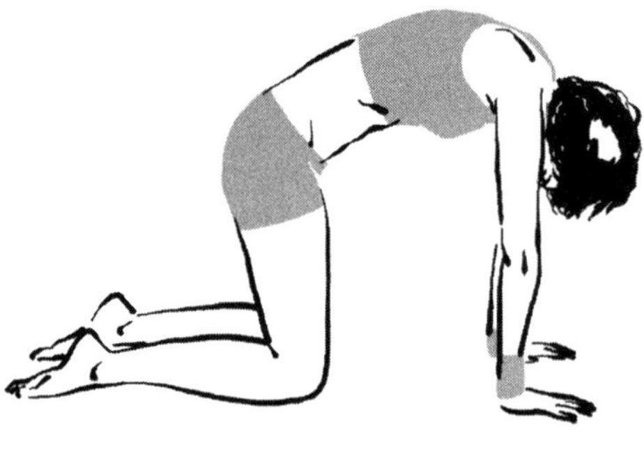

P Allez voir cette vidéo pour bien comprendre nos conseils : http://tinyurl.com/weekplat

MANGER VENTRE PLAT

Sculpter de magnifiques abdos grâce aux exercices cardio/renfo et aux multiples conseils « postures » et compagnie de nos programmes « week-end ventre plat », c'est bien. C'est même très bien. Mais si vous n'éliminez pas l'épaisse couche de graisses qui les recouvre, c'est inutile. Et ça, c'est le travail de l'assiette. Dans les pages suivantes, découvrez les secrets des menus ventre plat. Vous allez les expérimenter bien sûr durant le week-end, mais aussi évidemment, les apprendre par cœur pour rester dans le droit chemin le reste de la semaine, on compte sur vous.

Si vous mangez vraiment « mal », que vous n'avez aucun repère ou que vous avez peur de vous tromper dans vos choix, nous avons listé pour vous des étapes à franchir, la première étant la plus importante de toutes, à mettre en place dès votre week-end débutant, et à maintenir pour toujours. Les suivantes sont également essentielles, mais si vous n'arrivez pas à tout modifier en même temps dans vos menus, ce n'est pas grave : procédez étape par étape. Lors d'un week-end, adoptez l'étape 1. Le week-end suivant, étape 2. Le suivant encore, étape 3. Il n'y a pas le feu au lac, chacun son rythme. S'il vous faut un peu de temps pour modifier vos mauvaises habitudes, prenez ce temps. C'est infiniment plus utile de mettre 4 week-ends à faire « bien » et s'y tenir, que de tout changer dans la douleur en un week-end et que ces bonnes résolutions s'effondrent le lundi matin.

Quant aux 16 super-champions détaillés à partir de la p. 61, invitez-les le plus régulièrement possible à votre table, si vous les appréciez bien sûr.

L'ASSIETTE PARFAITE « VENTRE PLAT »

VOS PETITS-DÉJS PARFAITS

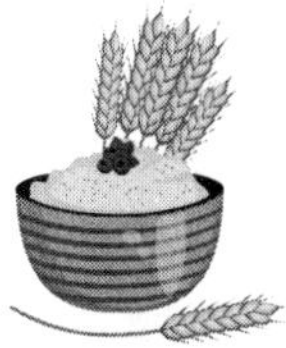

ÉTAPE 1.
UNE GRANDE TASSE (MUG) DE THÉ OU DE CAFÉ, NATURE (SANS SUCRE NI LAIT NI SUCRETTE)

+

ÉTAPE 2.
UN BOL DE FLOCONS D'AVOINE OU DE MUESLI SANS SUCRE AJOUTÉ + DU LAIT (VACHE, AMANDE, RIZ, SOJA...)

OU

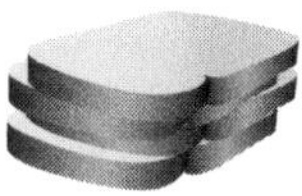

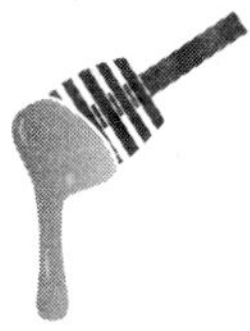

ÉTAPE 2.
4 TRANCHES DE PAIN COMPLET, BEURRE, MIEL (OU COMPOTE)

OU

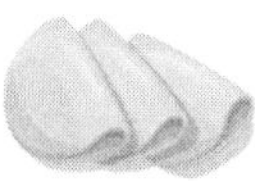

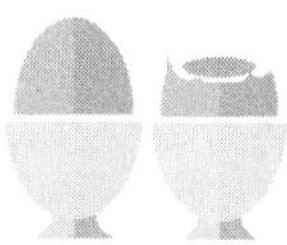

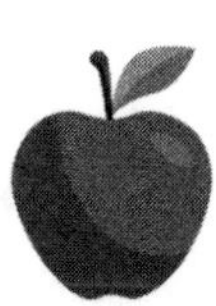

ÉTAPE 2.
1 ŒUF COQUE
+ 1 TRANCHE DE JAMBON

+

ÉTAPE 3.
UN FRUIT FRAIS
(PAS DE JUS)

VOS DÉJS ET DÎNERS PARFAITS

ÉTAPE 1.
BUVEZ UNIQUEMENT DE L'EAU À TABLE ET DANS LA JOURNÉE + COMMENCEZ CHAQUE REPAS PAR UN VERRE D'EAU.

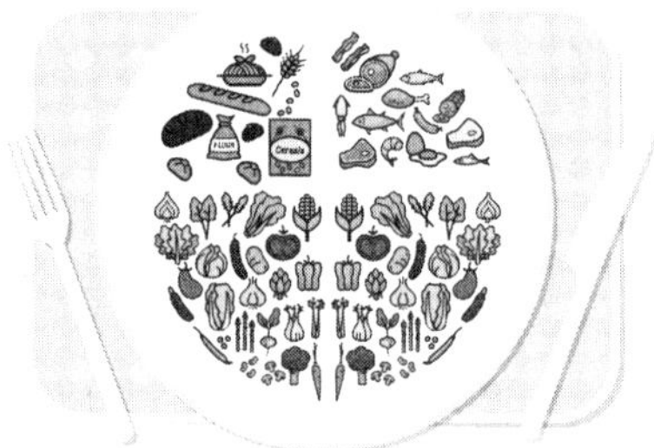

ÉTAPE 2.
REMPLISSEZ TOUJOURS VOTRE ASSIETTE POUR MOITIÉ DE LÉGUMES VERTS (ÉPINARDS, HARICOTS VERTS...), ¼ DE CÉRÉALES, POMMES DE TERRE OU LÉGUMINEUSES (FÉCULENTS) ET ¼ DE PROTÉINES (VIANDE, ŒUF, POISSON, JAMBON...)

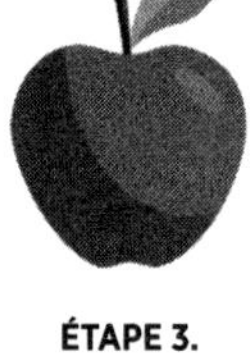

ÉTAPE 3.
TERMINEZ VOTRE REPAS PAR UN FRUIT FRAIS OU UN YAOURT NATURE (SI VOUS DIGÉREZ MAL LES FRUITS EN FIN DE REPAS, VOUS LE MANGEREZ 2 HEURES PLUS TARD).

LES 10 SECRETS D'UNE ASSIETTE VENTRE PLAT

Pour ne plus stocker ni ballonner, voici les 10 règles d'or de votre nouvelle assiette ventre plat.

1. JE LÂCHE LES VIENNOISERIES AU PETIT-DÉJEUNER

... au profit du bon pain aux céréales + beurre, ou du jambon ou des œufs ou des flocons d'avoine ou des graines de chia, ou du muesli sans sucre ajouté ou des healthy bowls (biendansmacuisine.com/mon-healthy-bowl-du-petit-dejeuner/).

2. JE NE SUCRE PLUS JAMAIS MES BOISSONS

Thé, café, infusion : c'est nature. Ni sucre, ni sucrette, ni édulcorant (naturel ou non).

3. JE NE PRENDS PAS DE DESSERT TYPE LAITAGE SUCRÉ OU PÂTISSERIE

Soit je mange un yaourt avec des fruits frais dedans, soit je mange un fruit (ou une préparation simple au fruit, sans sucre ajouté), soit je zappe carrément en prenant un café noir ou un thé au jasmin ou une infusion (selon le moment de la journée) accompagné éventuellement d'un carré de chocolat noir (pas deux !).

4. JE DÎNE LÉGER… MAIS PAS TROP

Trop manger le soir = on va stocker au maximum la nuit. Pas assez = on va avoir faim et soit se lever pour plonger dans le frigo à 3 heures du matin, soit avaler 1 bœuf et 3 palettes de biscottes copieusement tartinées et confiturées au petit-déj le lendemain.

5. SI J'AI TENDANCE À BALLONNER, JE CONSOMME MES FRUITS CRUS EN DEHORS DES REPAS

S'ils passent tout seuls en fin de repas, je ne change rien. Sinon je les fais cuire. Sinon, donc, je les mange 2 heures plus tard.

6. JE NE PASSE PAS EN MODE « TOUT CRU »

Super-tendance en ce moment… mais super-indigeste, la mode du « tout cru » a d'autres inconvénients. Rappelons notamment que la cuisson détruit bon nombre de germes et en plus casse les fibres des aliments, les rendant très digestes. Des crudités pour commencer le repas, oui. Des repas 100 % crus en tentant d'atteindre des sommets vitaminés, non, vous n'atteindrez que des sommets de gaz.

7. JE ME MÉFIE DES PRODUITS LAITIERS

Tous contiennent plus ou moins de lactose, un sucre naturellement présent dans le lait mais mal digéré par bon nombre d'entre nous. Et comme tout est question de quantité, à vous de voir le seuil à ne pas dépasser pour bénéficier des produits laitiers (s'ils vous font plaisir) sans en subir les inconvénients. En la matière, un produit laitier suffit pour la journée, et de préférence pauvre en lactose – yaourt, petit-suisse, fromage fermenté (toutefois gras et salé). Le lait tout court, sauf s'il est délactosé, est déconseillé si vous êtes du genre à ballonner.

8. JE MÂCHE

Incroyable le nombre de personnes qui croient encore que leurs dents sont dans leur estomac. Non, elles sont dans votre bouche. Et elles servent, entre autres, à déchiqueter les aliments de manière à bien les ensaliver, ce qui facilite énormément la digestion. Avaler à toute vitesse, tout rond ou presque = ballonnements assurés. Et quantités astronomiques avalées garanties.

9. J'ADOPTE LES MODES DE CUISSON DIGESTES

Choisir les bons aliments, c'est bien. Les cuire de manière agressive, c'est moins bien : la plus innocente carotte, le plus joli blanc de poulet peuvent se transformer en redoutables agents grossissants ou déstabilisants pour l'appareil digestif s'ils sont frits, en beignets, cramés, grillés, caramélisés, voire passés au micro-ondes (que certains trouvent mauvais pour la digestion). Misez sur la vapeur, la cuisson à l'étouffée, le pochage, pour digérer sans souffrir. Et profiter au passage de toutes les molécules protectrices des aliments, ainsi non malmenés !

10. JE NE GRIGNOTE PAS EN DEHORS DES REPAS

Une base. Pour bien digérer et ne pas être, en plus, en mode « stockage » en permanence, le système digestif a besoin d'alternance entre travail et repos. Trois repas par jour, avec éventuellement une collation légère et simple dans l'après-midi, c'est le bon rythme. Si vous avez faim à d'autres moments, c'est que vous ne managez pas assez aux repas : augmentez les quantités (de tout) en consommant un peu plus de poisson/viande, de légumes, ou de féculents, mais pas « beaucoup » d'un seul de ces éléments.

LES 16 MEILLEURS ALIMENTS VENTRE PLAT

1. BASILIC : CONTRE LES MAUX DE VENTRE LIÉS AU STRESS

Spécialité ventre plat : antispasmodique

C'est un excellent antispasmodique digestif, incontournable dans tous les cas de douleurs digestives. Antiparasites et microbes intestinaux, il est également indispensable en cas de gastro-entérites et autre infection intestinale.

Conseil malin : on mange les feuilles entières ou ciselées avec des pâtes (spaghettis) à l'huile d'olive, une soupe (au pistou !), un ragoût, du poisson, des fruits de mer, une simple salade de tomate ou de tomate/mozzarella, une sauce tomate, un coulis, un cocktail, des crudités, des légumes farcis, du concombre à la crème, de la volaille. Ou on plonge 1 c. à c. de feuilles dans une tasse d'eau bouillante, infusées 5 à 6 minutes. On filtre et on boit bien chaud pour stimuler la digestion.

2. CANNELLE : L'ÉPICE MAGIQUE

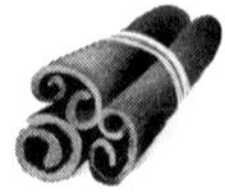

Spécialité ventre plat : contrôle de l'appétit

La cannelle renferme un polyphénol spécial, appelé HCMP, qui aide à équilibrer l'insuline, hormone responsable de la gestion du sucre dans le sang. Résultat : elle facilite l'utilisation des glucides (sucres) par le corps, donc limite leur stockage sous forme de graisses, notamment au niveau du ventre. En plus, elle est bourrée de fibres coupe-faim ; normal, c'est une écorce !

> ***Conseil malin :*** la cannelle remplace le sucre dans nombre de recettes. C'est toujours autant de calories, et surtout de sucre en moins. Posez sur la table un flacon de cannelle en poudre à portée de main, avec le sel et le poivre, et mettez-en une pincée ici où là, chaque jour.

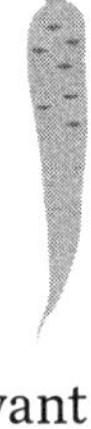

3. CAROTTE : À LA CROQUE

Spécialité ventre plat : la super-botte secrète !

LE bon plan. Simple : vous en croquez une entière, telle quelle (rincée bien sûr, éventuellement épluchée si vous y tenez), juste avant d'attaquer le repas. C'est bénéfique sur tous les plans :

- *Croquer est excellent pour les dents,* les gencives, ainsi que pour les signaux de rassasiement et de satiété. Pourtant, en dehors de la carotte, du fenouil et de la pomme, nous ne consommons presque plus d'aliments « qui croquent » (je ne parle pas des chips...).
- *C'est la meilleure façon de manger moins pendant le repas,* et durant les heures qui suivent.
- *Zéro préparation, zéro vaisselle.*
- *On peut la croquer partout,* même discrètement au bureau avant de partir en pause-déjeuner.
- *C'est peut-être le moins cher des légumes.*

Conseil malin : pour varier les plaisirs, préparez aussi vos carottes « ventre plat » en les râpant simplement et en les assaisonnant avec du jus de citron et des herbes fraîches (ciboulette, persil...). Si vous digérez bien les crudités, sélectionnez les trous « grosse râpe » : plus les filaments sont grossiers, mieux cela vaudra. De temps en temps, alternez ou mélangez avec du céleri (branche ou rave) et/ou des cubes de fenouil : ça aussi ça croque !

4. CITRON : L'EXPERT DÉTOX

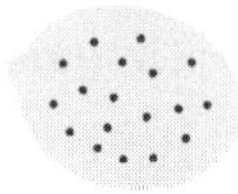

Spécialité ventre plat : super-détox, super-vitaminé

Comme le vinaigre, le citron rend plus « lents » les sucres « rapides », responsables de bien des kilos en trop, particulièrement autour du ventre. Simple propriété chimique bien connue des nutritionnistes. Le citron est par ailleurs un bon élément pour retrouver l'équilibre acido-basique indispensable, à la santé et à la bonne gestion du poids.

Conseil malin : versez un filet de jus de citron sur vos salades, légumes, poissons crus ou grillés, salades de fruits, ou dans votre verre d'eau tout simplement. Nous parlons bien ici de jus de citron et non de sirop ni de limonade ni d'eau aromatisée au citron (mieux vaut préciser, à tout hasard...).

5. EAU PLATE/PÉTILLANTE : LA BOISSON VENTRE PLAT

Spécialité ventre plat : 0 calorie, 0 sucre, 0 reproche

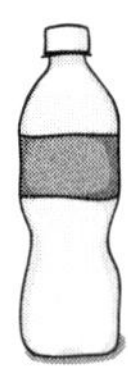

Ne pas boire suffisamment d'eau expose à une déshydratation chronique, certes légère mais suffisante pour fatiguer, assécher peau et muqueuses, rendre moins alerte, moins dynamique. Les sportifs le savent bien : sur le terrain, un micro-manque d'eau peut tout faire basculer ! En plus, pendant qu'on boit de l'eau, on ne boit pas autre chose et ça, c'est vraiment le point crucial. La bonne nouvelle : si, chance, votre eau du robinet est bonne, elle sera parfaite... et quasi gratuite ! Mais vous pouvez aussi rechercher une eau minérale pour ses propriétés santé. Dans le cas qui nous occupe, faites-en une double alliée en favorisant les eaux pauvres en sodium et riches en magnésium bien assimilé – Salvetat, Rozana notamment.

Conseil malin : pas fan du goût de l'eau ? Essayez quand même d'en trouver une qui vous plaît, en bouteille, elles sont toutes si différentes les unes des autres ! Vous pouvez l'aromatiser en préparant des carafes d'eau citronnée (au jus de citron, pas au sirop !) ou mentholée (feuilles de menthe) par exemple. Mais évitez tous les produits aromatisants du commerce, y compris les sirops concentrés qui envahissent les rayons des supermarchés. Ballonné ? Prudence avec les eaux à bulles.

6. ENDIVE : LÉGÈRE COMME UNE PLUME

Spécialité ventre plat : extra-light, extra-digeste

L'endive ne ferait pas de mal à une mouche. Elle ne fait pas prendre un gramme, ne pose aucun problème digestif, se plie à tout ce que vous lui demandez – crue, cuite à la poêle, braisée, au four. Mignonne sous tous rapports. L'accuser de manque de personnalité, c'est faire preuve d'une évidente mauvaise foi ou d'un manque cruel de créativité. Il y a belle lurette qu'elle n'est plus amère, donc aucune (mauvaise) excuse pour la zapper.

Conseil malin : c'est la reine des paresseuses, on la passe 3 secondes sous un filet d'eau et elle est prête, que voulez-vous de plus ? Rincez-moi ça, posez-la dans une assiette ou un mini-saladier, détaillez-la en fines lamelles, ajoutez une boîte de thon égoutté, un trait de vinaigre, un soupçon d'huile de noisette, d'olive ou de noix, quelques bricoles à portée de main (2 radis, 3 tomates cerises, 4 cerneaux de noix, quelques herbes et/ou olives...) et en voiture Simone !

7. FROMAGE BLANC : LE SUPPORT MINCEUR

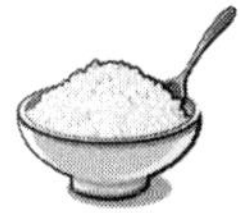

Spécialité ventre plat : rassasiant et bon pour le microbiote (flore intestinale)

Le fromage blanc est fabriqué comme du yaourt, c'est-à-dire avec du lait et des ferments lactiques. Il s'en distingue simplement car il est égoutté, jusqu'à atteindre le degré d'humidité recherché. Il reste cependant « plein d'eau », donc rafraîchissant et fort agréable. Il renferme moins de lactose que le lait (c'est bien, car ce sucre naturel indigeste peut faire « gonfler le ventre ») et... deux fois plus de protéines (c'est encore mieux !). Il est plus nourrissant et rassasiant qu'un yaourt. Et en même temps, plus lisse et onctueux, donc on peut tremper des crudités, par exemple. C'est un bon « support minceur » pour plein de préparations légères.

Conseil malin : ne confondez pas le fromage blanc avec des mousses ou des mélanges fromage blanc + crème qui y ressemblent (délicieux mais nettement moins « minceur »). En ce moment, vous êtes plutôt au 3 %, mais vous l'aviez déjà compris...

8. HARICOT VERT : FIN ET ÉLÉGANT

Spécialité ventre plat : coupe-faim, extra-light

Si le haricot vert a toujours été cité en exemple dans tous les régimes minceur, il y a une foule de raisons pour cela. Il renferme une teneur honorable en fibres, et même en protéines ce qui est plus étonnant chez un légume vert. Il « passe » avec tout, et rassasie bien et pour longtemps. Et observez sa ligne, sa silhouette... ça fait rêver non ?

> ***Conseil malin :*** choisissez vos haricots de qualité « extrafins », pour ne pas batailler avec d'éventuels fils. Et ne les faites pas trop cuire, ils sont meilleurs et encore plus « coupe-faim » encore légèrement croquants. Un peu d'ail, d'huile d'olive, sel, poivre, ne changez rien.

9. JAMBON : CUIT, IL A TOUT BON

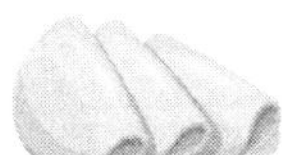

Spécialité ventre plat : snacking salé super-coupe-faim

Le jambon cuit est à la fois peu calorique et rassasiant. Il est très maigre (encore plus que le steak, pourtant déjà fort maigre !). Surtout si on le choisit allégé, c'est-à-dire à 2 ou 3 % de MG. Et le peu de gras qu'il renferme est, contrairement aux idées reçues, en majorité de type « insaturé », donc « bon pour la santé » (c'est un résumé). Attention, évitez le jambon cru, certes délicieux mais vraiment très gras et calorique. Cantonnez-vous au jambon cuit, c'est nettement plus raisonnable.

Conseil malin : Oubliez les jambons de qualité médiocre, c'est-à-dire tout paquet non identifié sur lequel n'est pas précisé « jambon de qualité supérieure », « cuit à l'étouffée », « au torchon », ou « traditionnel ». Le jambon à la coupe, de qualité toujours, est aussi une bonne option. Hors ces précisions, point de salut. Et méprisez définitivement les « jambons de poulet » et autres « jambons de dinde », hors sujet, franchement pas bons et bourrés d'additifs.

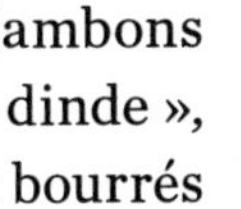

10. ŒUF : VOTRE ACHAT VENTRE PLAT N° 1

Spécialité ventre plat : super-coupe-faim, super-déstockage, super pour la muscu

L'œuf ou la poule ? Pour nous, aucune hésitation : c'est l'œuf. À la coque, mollet ou dur, merci ! Mais évitez de dépasser les 5 œufs par semaine, plats cuisinés (gratins, flan...) compris. Surtout si vous avez maille à partir avec votre taux de cholestérol... Il est considéré comme la source idéale de protéines. Et y a-t-il mieux que les protéines pour fondre tout en faisant du muscle, on vous le demande ?

Conseil malin : d'un point de vue assimilation, c'est mollet qu'il est idéal. C'est-à-dire lorsque le blanc est coagulé et le jaune, encore fluide.

11. ORANGE : À MANGER, PAS À BOIRE !

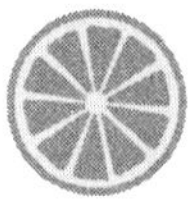

Spécialité ventre plat : l'un des meilleurs fruits santé et hyper-léger en Fodmaps

L'un des fruits les plus consommés au monde n'a pourtant pas à rougir de sa disponibilité. Ce n'est pas parce qu'on la trouve partout qu'elle est banale, loin de là ! Sous sa peau épaisse et rugueuse se cache un cœur minceur qui ne bat que pour vous... Ses fibres sont aussi nombreuses que douces, en majorité de type « pectines », comme la pomme. Bonne nouvelle pour tous ceux qui ont du mal à contrôler leur appétit !

Conseil malin : à chaque variété ses propriétés. Si c'est à consommer « nature », demandez-les plus juteuses. Leur peau est souvent un peu plus fine, mais vérifiez avec votre primeur.

12. POISSON : LE MEILLEUR CHOIX PROTÉINÉ POUR UNE ASSIETTE VENTRE PLAT

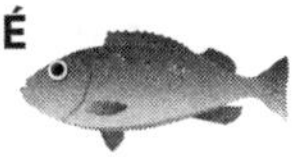

Spécialité ventre plat : super-digeste, super-protéiné, super-minéralisé

Les poissons blancs

Cabillaud, colin, églefin, loup... tous sont vos amis ventre plat. Ils possèdent des protéines et peu de graisses. Ce sont surtout d'excellentes sources d'iode, oligo-élément partenaire de la thyroïde, la glande qui détermine combien de calories doit brûler notre corps. À condition de les consommer presque nature, c'est-à-dire sans sauce « grassouille » ni en beignets ou nuggets.

Les poissons gras

Les oméga 3, ces acides gras essentiels, favorisent les échanges entre les cellules, permettant ainsi aux graisses stockées d'en sortir plus facilement. Les poissons dits « gras » – saumon, maquereau, sardine, truite, anchois – en sont la meilleure source. À condition de les consommer les moins cuits et les moins préparés possible. Bonus : la sardine est la reine du coenzyme Q10, un superbe composant protecteur cardiaque et indispensable pour la production d'énergie dans le corps, c'est-à-dire la combustion des graisses.

> ***Conseil malin :*** C'est en tartare, en carpaccio, rapidement pochés ou cuits vapeur qu'ils donnent le meilleur d'eux-mêmes. Surtout pas sous forme de saumon béarnaise ! S'ils sont congelés, ça marche aussi, mais ne les oubliez pas au fond de votre congélateur : plus le temps passe, plus leur teneur en oméga 3 s'amenuise.

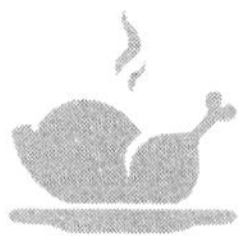

13. POULET : CHICKEN RUN

Spécialité ventre plat : la viande la plus digeste et la plus coupe-faim

Un régime ventre plat sans poulet, c'est comme un mouton à 5 pattes. Ça n'existe pas. Ou si rarement que c'en est anormal. Le poulet (sans la peau) est un petit bijou de protéines maigres et très digestes. Sa consistance, surtout celle du blanc, impose de mâcher, encore, encore et encore. Rien de mieux pour la ligne, non seulement pour l'effort musculaire fourni mais, plus sérieusement, parce que pendant qu'on joue des mandibules, on ne s'empiffre pas de tonnes de calories à toute vitesse.

> ***Conseil malin :*** si vous traquez vraiment les graisses superflues préférez le « blanc » à la cuisse ou autre chair brune, un peu plus grasse.

Mais franchement, l'aile ou la cuisse, cela reste davantage une affaire de goût que de régime… car les deux fourmillent de vitamines B et de minéraux « minceur » tels le fer, le zinc. Évidemment, oubliez les nuggets et autres brochettes de poulet mariné, ou sauce teriyaki (trop salés, trop sucrés et/ou trop gras).

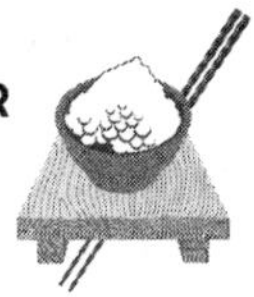

14. RIZ BASMATI : LA CÉRÉALE JOKER POUR LE VENTRE

Spécialité ventre plat : à la fois hyper-digeste et à index glycémique modéré

Le riz est très digeste et ne provoque ni allergie ni intolérance. Il fait partie des quelques aliments qui ne génèrent pas d'inconfort digestif (gaz). Ses précurseurs de mélatonine sont précieux pour aider notre corps à bien réguler l'horloge interne responsable des activités diurnes et nocturnes. En deux mots, la mélatonine aide à bien dormir la nuit… et pas la journée ! Et posséderait des propriétés anti-cancer du sein. Il est conseillé en cas de brûlures d'estomac Son eau de cuisson est classiquement recommandée en cas de diarrhées. À l'inverse, le son de riz est un laxatif puissant. Il ne contient pas de gluten, et peut donc être consommé par les intolérants au gluten (maladie cœliaque) ainsi que par les personnes dites sensibles au gluten. Dépourvu de graisses, il est recommandé en cas de régime minceur car il « cale » sans affoler la balance.

Contrairement aux riz blancs occidentaux, le basmati, semé et récolté dans les pays asiatiques (Inde, Pakistan...), n'a pas été choisi pour son rendement économique mais pour ses hautes propriétés nutritives et surtout sa grande compatibilité avec ces zones géographiques où il se plaît. Cette variété traditionnelle de riz a tout pour séduire : elle est très parfumée – aux antipodes des riz blancs et fades auxquels nous sommes tristement habitués

POURQUOI LE RIZ BASMATI EST-IL LE MEILLEUR DU MONDE ?

Parce que ses grains longs et fins ont une texture tendre et moelleuse une fois cuits, et qu'il est le plus parfumé. Son puissant arôme vient de sa 0,09 partie par million de composé odorant (le 2-acétyl-1-pyrroline), soit environ douze fois plus que les variétés de riz non parfumé. Voilà révélé le secret du riz le plus recherché au monde. Sur les marchés internationaux, il se négocie jusqu'à dix fois plus cher que ses ordinaires cousins.

Conseil malin : deux façons principales de cuire le riz :
Dans un grand volume d'eau bouillante.
– Avantage : pratique !
– Inconvénient : en l'égouttant, on élimine les minéraux passés dans l'eau.
« Pilaf », c'est-à-dire à la poêle avec de l'huile (d'olive), « à sec », sans même le rincer, pendant quelques minutes, puis on verse exactement deux fois plus d'eau bouillante que de riz dans la poêle, et elle est absorbée petit à petit.
– Avantage : le riz restitue 100 % de ses composés nutritionnels bénéfiques, et il est plus parfumé.
– Inconvénient : si vous visez le 0 % de matière grasse, ça ne marche pas.
Amusez-vous : colorez et parfumez votre riz avec du paprika (rouge), du curcuma ou du curry (jaune). Seulement la couleur ? En vert avec de l'eau de cuisson des épinards, en rouge avec celle des betteraves, en noir avec de l'encre de seiche (en bocal dans certains supermarchés, rayon « sauce »). Vous consommerez, ainsi, des antioxydants en amusant vos rétines convives.
Pour empêcher votre riz de coller, versez dans l'eau de cuisson un peu de jus de citron : il

neutralisera l'amidon. Vous pouvez aussi mettre de l'huile, mais c'est moins « régime ».

15. VANILLE : L'ÉPICE QUI REMPLACE LE SUCRE

Spécialité ventre plat : 0 calorie, 100 % parfum et saveur !

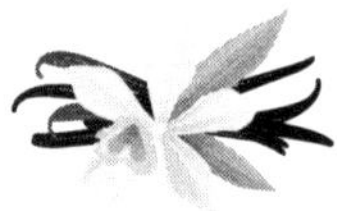

La vanille favorise la digestion. Elle permet de parfumer les desserts en les sucrant moins. Elle peut aider à apaiser une bronchite ou autre toux persistante. Son acide vanillique est antioxydant. La vanille rappelle l'enfance, donc rassure, apaise. Divers travaux scientifiques indiquent qu'elle agit bel et bien sur notre bien-être et notre humeur.

Conseil malin : la vanille doit être souple, charnue, légèrement huileuse. Plus elle est longue, meilleure elle sera.

16. YAOURT : LES FERMENTS VENTRE PLAT

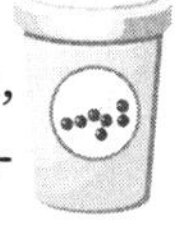

Spécialité ventre plat : le max de calcium, bactéries lactiques et protéines, le minimum de sucres indigestes

Fabriqué grâce au concours actif de bactéries amies (les ferments), toutes disposées à nous aider à digérer. Elles le prouvent en « digérant » à notre place le plus compliqué : le lactose ! C'est pourquoi les personnes intolérantes au lactose peuvent souvent manger des yaourts... Les ferments amis, toujours, facilitent le retour à un ventre plat. Ils remettent de l'ordre dans notre flore intestinale perturbée, qui signale son désarroi par des gonflements intempestifs. Pour cela, cherchez le mot « bifidus » sur l'emballage. Et consommez-le nature. Ils sont si doux, avec ce cher bifidus ! Les yaourts « normaux » sont eux aussi recommandés pour la paix du ventre, mais leurs bactéries sont moins « spécialisées ». Eh oui, à chaque ferment ses propriétés ! Par exemple, l'acidophilus (les packs de yaourts sont à côté de ceux au bifidus) est plutôt compétent en soutien de l'immunité. Utile aussi, mais sans rapport avec notre sujet. Choisissez bien !

Conseil malin : achetez une yaourtière. Mythique, classique, géniale, elle permet de réaliser en 2 minutes de sublimes yaourts ultra-minceur, salés comme sucrés, pour épater tout le monde, y compris vous-même !

4 WEEK-ENDS VENTRE PLAT SUR MESURE POUR LES DÉBUTANTS

Tout ce qu'il faut faire heure par heure pour dégonfler, fondre, se muscler...

Ça ira mieux lundi !

WEEK-END VENTRE PLAT DÉBUTANT SANS SUCRE

Facile ? Pas tant que ça, car mine de rien, nos habitudes sucrées sont bien ancrées. Le sucre sait s'y prendre, avec sa face de doudou refuge. Son autre face est moins plaisante, avec son lot de diabète de type 2, obésité... Ce week-end sans sucre va vous montrer sans ménagement votre degré d'addiction et, pour le coup, votre alimentation s'en trouvera toute chamboulée. Alors que mange-t-on quand on est interdit de sucre ? Que boit-on ? Devient-on un « sans-amis », privé de vie sociale pour ne pas être tenté de faire un écart ? Pour être honnête, concernant votre vie sociale, elle peut se mettre en suspens deux petits jours. Deux jours où cela va se jouer entre vous et... vous ! Un défi que vous vous lancez et que vous serez tout étonné d'avoir relevé et gagné. Car n'en doutez pas, vous allez adorer contrôler ce que vous mangez, en sachant que tout concourt à vous montrer qu'il y a une vie sans le sucre ajouté. Vous pourriez même être tout bonnement bluffé par les résultats de ce week-end qui va réveiller votre énergie. Les activités physiques, les exercices respiratoires et une assiette parfaite vont favoriser l'élimination des toxines et vous faire oublier le sucre. À l'impossible nul n'est tenu : il vous faut éliminer de votre cuisine toute trace de l'ennemi (vous êtes en phase expérimentale). Les habitudes ont la peau dure.

DEHORS !

- Le sucre blanc sous toutes ses formes (oui, le sucre glace pour les gaufres aussi).
- Le sucre « marron » sous toutes ses formes (même complet, oui encore).
- Les édulcorants de toutes sortes (le stévia aussi...).
- Les sirops de toutes sortes (oui et oui, d'agave aussi).
- Les confitures, les gelées, la crème de marron, la chantilly, les coulis, caramels liquides...

Votre liste de courses

VOS ALIMENTS

- ❑ Alfalfa (graines)
- ❑ Amandes (non salées)
- ❑ Aneth
- ❑ Avocat
- ❑ Bananes
- ❑ Basilic
- ❑ Bettes
- ❑ Blé à cuire
- ❑ Boudin noir
- ❑ Cabillaud (pavé)
- ❑ Café
- ❑ Camomille
- ❑ Cannelle (poudre)
- ❑ Carottes
- ❑ Céleri-rave
- ❑ Chou kale
- ❑ Citrons jaunes
- ❑ Citrons verts
- ❑ Compote de pomme sans sucre ajouté
- ❑ Coriandre
- ❑ Cumin (graines)
- ❑ Épinards (pousses)
- ❑ Fenouil (bulbe)
- ❑ Framboises (fraîches ou surgelées)
- ❑ Ginseng (racine)
- ❑ Graines de lin
- ❑ Grenade
- ❑ Huile d'olive
- ❑ Huile de colza
- ❑ Kiwis
- ❑ Lait d'amande
- ❑ Mangue
- ❑ Menthe séchée
- ❑ Miel
- ❑ Noix
- ❑ Oignon
- ❑ Oranges
- ❑ Pain aux céréales
- ❑ Pain complet
- ❑ Pamplemousse
- ❑ Pastèque
- ❑ Pâtes complètes
- ❑ Persil
- ❑ Poire
- ❑ Pommes bio
- ❑ Pommes de terre
- ❑ Purée d'amandes
- ❑ Riz basmati
- ❑ Romarin
- ❑ Rôti de porc
- ❑ Salvetat
- ❑ Saumon fumé
- ❑ Sésame (graines)
- ❑ Thé
- ❑ Thym
- ❑ Tilleul
- ❑ Verveine
- ❑ Yaourt bifidus

Liste à photocopier ou télécharger (voir p. 192) pour ne rien oublier !

VOS HUILES ESSENTIELLES ET PRODUITS BIEN-ÊTRE/BEAUTÉ (EN MAGASINS BIO)

- ❑ Base pour bain
- ❑ Essence de pamplemousse
- ❑ Huile essentielle de bois de Hô
- ❑ Huile végétale de jojoba

VOS ACCESSOIRES INDISPENSABLES

- ❑ Blender
- ❑ Chaussures de marche
- ❑ Gant de crin

Vos repas

SAMEDI

PETIT-DÉJEUNER

Thé ou café noir, Pain complet et purée d'amandes, Yaourt à la cannelle, Compote de pommes

DÉJEUNER

Salade avocat pamplemousse, Boudin noir aux deux purées, Salade de fruits frais

DÎNER

Crème de céleri, Pâtes complètes au saumon fumé, Banane

DIMANCHE

PETIT-DÉJEUNER

Thé ou café noir, Pain aux céréales et purée d'amandes, Pamplemousse

DÉJEUNER :

Salade orange fenouil, Rôti de porc, bettes et blé, Kiwis

DÎNER :

Pavé de cabillaud, carottes à la coriandre et riz basmati, Framboises

Liste à photocopier ou télécharger (voir p. 192) pour ne rien oublier !

VENDREDI SOIR : **PRÉPARES VOTRE EAU INFUSÉE CITRONS VERTS ET BASILIC.**

Taillez 4 citrons verts bio en fines rondelles à l'aide d'une mandoline. Mettez-les dans un bocal en verre avec 2 branches de basilic légèrement froissées entre vos mains. Ajoutez 80 cl d'eau de source. Fermez le bocal et placez-le au réfrigérateur.

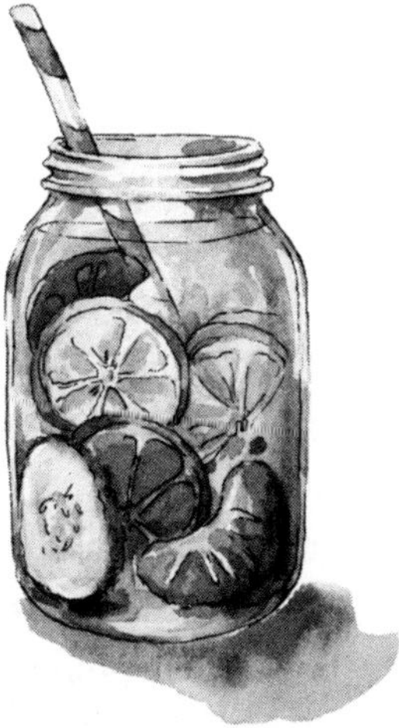

JOUR 1

L'ennemi a été bouté hors de vos placards ? Plus une miette de « biiip ! » apte à profiter d'une baisse de conviction pour vous tenter ? Place à vos nouveaux amis. Une brassée de végétaux à index glycémique bas, une ventrée de minéraux, des brassées d'herbes fraîches, des épices naturellement sucrées... Et tout ce petit monde vous sert sa motivation sur un plateau pour vous débarrasser de la glu qui encombre vos artères et stocke un petit matelas sur votre ventre. Les hostilités commencent un peu tôt, avec un réveil à 7 heures, mais courage, c'est vous qui gagnerez à la fin !

7 HEURES

La planche : opération gainage. Allongez-vous en position de planche, en appui sur les avant-bras et les pointes de pieds. Ne creusez pas le dos ni ne l'arrondissez, votre corps doit rester dans l'alignement. Contractez les abdominaux et maintenez cette position pendant 20 secondes.

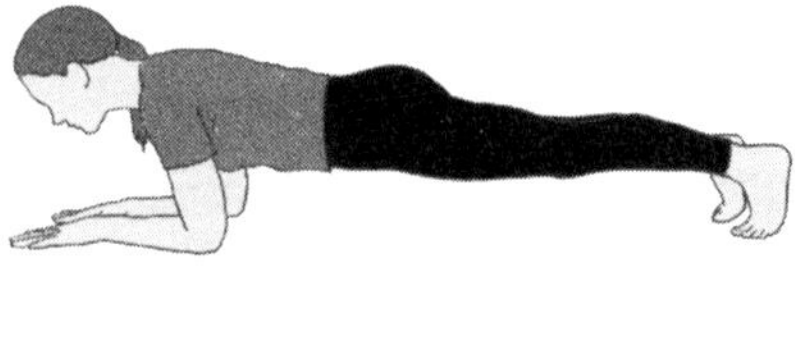

Détendez-vous pendant 40 secondes, puis recommencez le tout 3 fois. Les muscles sollicités ici sont le transverse, le grand droit, les obliques, les lombaires et les dorsaux.

Buvez 1 grand verre d'*Eau infusée citrons verts et basilic* (voir p. 85)

De l'air, de l'air, ouvrez toutes les fenêtres au moins ¼ d'heure.

Atelier respirologie : à l'écoute. Respirez normalement. Fermez les yeux et écoutez pendant quelques instants le va-et-vient de votre souffle, sans chercher à le maîtriser ni le modifier. Si le rythme est court, avec des inspirations expirations saccadées… c'est un signe que vos abdos sont en vacances, car ils participent aussi à cette tonicité respiratoire. Heureusement, tout est prévu dans ce programme pour les remettre au travail !

8 HEURES

Petit-déjeuner

- Thé ou café noir
- 2 tranches de pain complet + purée d'amandes
- Yaourt au bifidus + cannelle
- Compote de pomme (sans sucre ajouté)

Simplifiez-vous le réflexe bifidus en faisant vos yaourts vous-même : versez 1 yaourt bifidus, 1 c. à s. de lait concentré non sucré et 1 litre de lait ½ écrémé dans un récipient, battez le tout au fouet. Transvasez dans les pots de la yaourtière pour une dizaine d'heures. Coiffez-les de leurs couvercles et placez au frais pendant au moins 4 heures avant d'en profiter.

9 HEURES

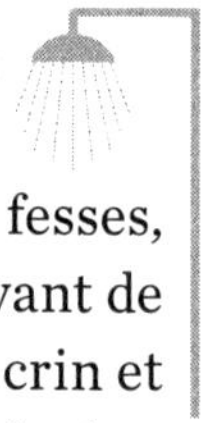

À la douche. Il faut aussi s'attaquer aux armées du sucre, qui se nichent dans des zones bien connues : cuisses, ventre, fesses, « estomac »... Sus aux capitons ! Juste avant de prendre votre douche, enfilez le gant de crin et frictionnez-vous avec douceur, des pieds à la tête. Les plus courageux termineront par un jet d'eau bien fraîche, au moins sur les jambes.

Votre massage aroma (voir p. 22).

10 HEURES

Ménage : flexion, extension. Une séance de ménage-rangement d'une heure sera parfaite pour mêler l'utile à... l'utile. 1) faire les carreaux, 2) ranger son bureau, 3) vider sa corbeille, 4) passer l'aspirateur...

Mais si, c'est du sport, demandez donc à ceux qui viennent de briquer une pièce dans sa totalité ! Pour se dépenser sans quitter son domicile (idéal pour les jours de pluie), il suffit de faire le ménage. Pas mal, non ?

11 HEURES

Jus vert super-hydratant. Mettez dans le blender 1 poire pelée et épépinée, 1 poignée de pousses d'épinards, ½ cuillère à café de cannelle, le jus de ½ orange. Mixez jusqu'à obtention d'une consistance lisse. Ajoutez 10 cl de Salvetat et mélangez à la cuillère.

12 HEURES

Gym : opération fuselage. À quatre pattes, dépliez et tendez votre jambe droite au maximum vers l'arrière, pied tendu. Sans reposer votre jambe, tendez le bras gauche vers l'avant, en prenant soin de ne pas cambrer les reins ni d'arrondir le dos. Maintenez la position 10 secondes en expirant, puis revenez à la position de départ en inspirant. Même exercice avec la jambe gauche. En tout, faites 5 fois la série complète.

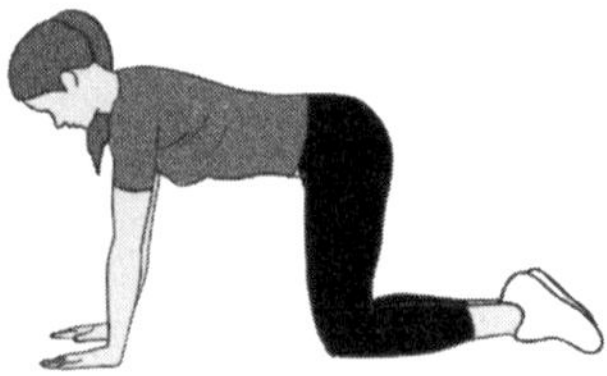

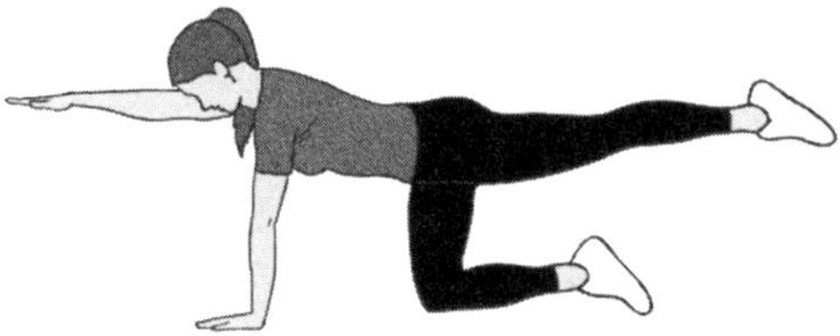

13 HEURES

Déjeuner

- *Salade avocat pamplemousse.* Prélevez la chair de ½ avocat. Pelez à vif ½ pamplemousse, séparez les segments. Arrosez d'un filet d'huile d'olive et parsemez d'aneth ciselé.
- Boudin noir + purée de pomme de terre + purée de pomme fruit
- Salade de fruits frais (½ orange + ½ pomme + ½ banane)

14-16 HEURES

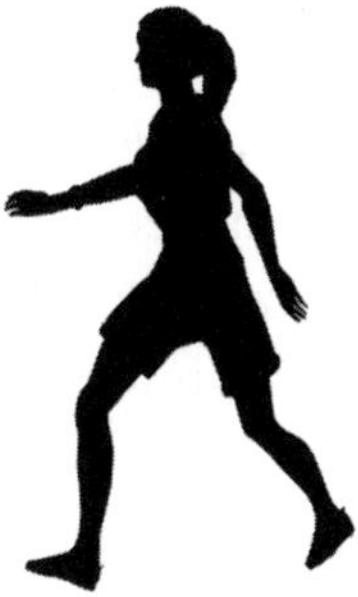

Marche fractionnée : 1 heure.
Démarrez en marchant d'un bon pas pendant 5 minutes pour chauffer les muscles. Ensuite, marchez deux fois plus vite pendant 3 minutes (votre respiration doit s'accélérer, vous ne pouvez plus parler). Ralentissez pendant 5 minutes, puis reprenez votre marche rapide pendant 3 minutes et ainsi de suite pendant 1 heure.

17 HEURES

Collation

- 1 petite poignée d'amandes (pas salées)
- *1 tisane ginseng cannelle chaude ou froide.* Jetez 1 gramme de ginseng dans une casserole contenant la valeur d'1 tasse d'eau bouillante. Laissez frémir 5 minutes. Retirez la racine. Ajoutez dans la tasse 1 goutte d'huile essentielle de cannelle diluée dans 1 c. à café de miel.

L'herbe divine, la racine de vie : le ginseng est ainsi qualifié par les Chinois, qui le vénèrent pour ses bienfaits digestifs et tonifiants.

18 HEURES

Gym par le vide : le vacuum. Ce mouvement de gym douce fait un tabac au Royaume Uni auprès de tous ceux et toutes celles qui visent un ventre plat et une taille affinée. Cette technique, dite « stomach vacuum » (littéralement : « vide de l'estomac »), s'appuie sur la respiration. Allongé sur le dos, levez les jambes à 90° sans les tendre, les bras croisés derrière la nuque. Inspirez profondément afin de gonfler votre estomac. Expirez à fond pour vider tout l'air de vos poumons. Votre diaphragme remonte sous votre cage thoracique. Rentrez votre ventre au maximum, comme si vous vouliez toucher votre colonne vertébrale avec votre nombril. Tenez cette position 20 secondes. Détendez-vous pendant 40 secondes. Faites 5 fois l'exercice.

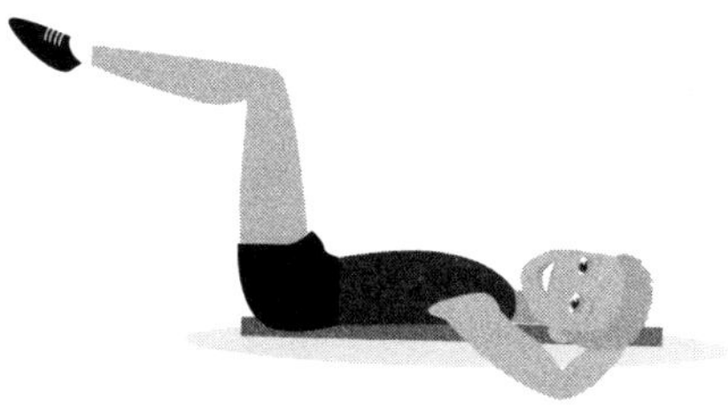

19 HEURES

Bain au pamplemousse. Diluez 10 gouttes d'huile essentielle de pamplemousse dans 1 bouchon de base pour bain et versez dans l'eau. Attention : l'huile essentielle de pamplemousse est phototoxique. Si vous décidez de prendre votre bain le matin : privé de soleil !

20 HEURES

Dîner

- *Crème de céleri.* Mettez à cuire ¼ de céleri-rave coupé grossièrement, ¼ d'oignon dans 25 cl d'eau pendant 15 minutes. Quand les légumes sont tendres, mixez-les. Ajoutez 1 cuillère à soupe de purée d'amandes blanches délayée dans un peu d'eau. Salez et parsemez de persil ciselé.
- Pâtes complètes au saumon fumé (2 tranches) + huile de colza + aneth
- 1 banane

Boudez le persil déshydraté, il a perdu la plupart de ses bienfaits et n'a aucune saveur. Mieux vaut l'utiliser sous sa forme surgelée que pas du tout. Le nec plus ultra ? Faites pousser votre persil sur le balcon !

Aérez la maison au moins ¼ d'heure.

21 HEURES

Atelier respirologie chasse-blues. Tenez-vous debout, les bras tombant naturellement le long du corps. Inspirez profondément par le nez en serrant les poings au maximum tout en imaginant qu'une lumière bienveillante vous pénètre. Expirez profondément par la bouche en ouvrant largement les mains tout en vous représentant une fumée noire qui sort par vos doigts et emporte sur son passage toutes les tensions de votre corps. Répétez 5 fois ce cycle de respiration.

PRÉPAREZ VOTRE EAU INFUSÉE PASTÈQUE, CITRON VERT ET GRENADE.

Égrainez 1 grenade. Détaillez 1 tranche de pastèque non pelée en tronçons et 1 citron vert bio en fines rondelles. Mettez les fruits dans un bocal en verre et versez 80 cl d'eau de source ou filtrée. Placez le bocal fermé au réfrigérateur.

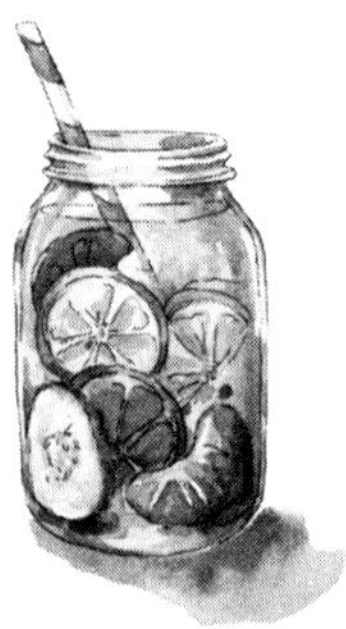

22 HEURES

Do-in. Stimulez le point « Anticellulite ventre ».

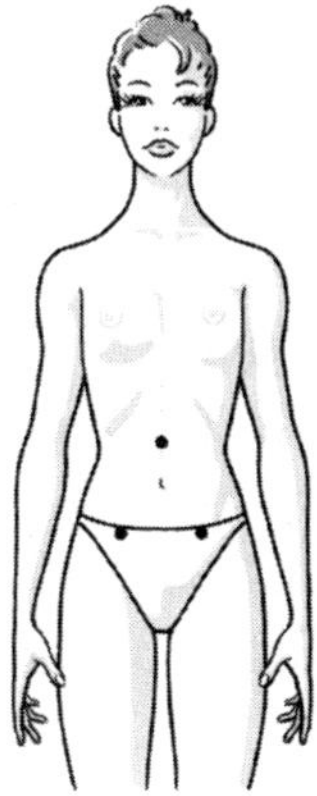

Tisane magique thym romarin. Versez 1 cuillère à café de romarin et 1 cuillère à café de thym dans 20 cl d'eau bouillante. Laissez infuser 5 minutes et filtrez.

23 HEURES

Au lit !

ET ENTRE LES REPAS SI VOUS AVEZ FAIM :

- → 1 ou 2 pommes bio
- → Eau infusée citrons verts et basilic à volonté

JOUR 2

Alors ? Plus belle la vie sans sucre ? On dirait bien, puisque vous êtes encore avec nous pour cette deuxième journée de combat contre le mauvais sucre. Tant mieux ! Votre mental de warrior est l'un des atouts clés de cette quête : tenez bon. De notre côté, nous vous avons concocté une journée gourmande et tonique. On s'en régale d'avance...

7 HEURES

La planche : opération gainage. Allongez-vous sur le ventre. Prenez la position de planche, en appui sur les avant-bras et les pointes de pieds. Ne creusez pas le dos ni ne l'arrondissez, votre corps doit rester dans l'alignement. Contractez les abdominaux et maintenez cette position pendant 30 secondes. Détendez-vous pendant 40 secondes, puis recommencez le tout 3 fois. Les muscles sollicités ici sont le transverse, le grand droit, les obliques, les lombaires et les dorsaux : une gaine naturelle pour le long terme.

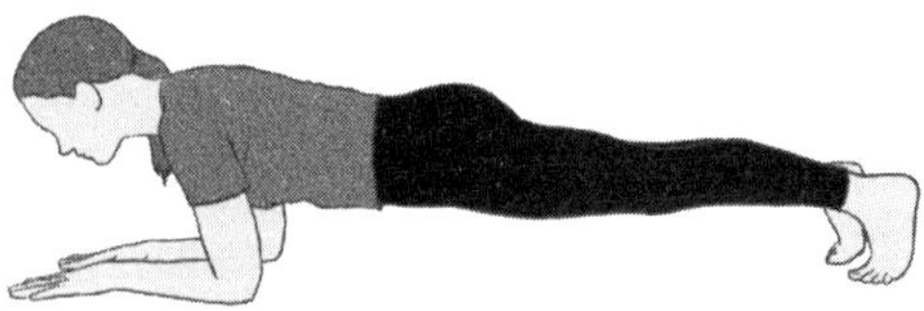

🍷 Buvez 1 grand verre d'*Eau infusée pastèque, citron vert et grenade* (voir p. 94)

Offrez un grand bol d'air à votre maison : ouvrez toutes les fenêtres au moins ¼ d'heure.

Atelier respirologie : écouter l'air. Allongez-vous confortablement, détendez-vous au maximum. Fermez les yeux, dites-vous en boucle, dans votre tête : « Rien à faire, juste laisser faire. » Tranquillement. Une fois le calme établi en vous, portez votre attention sur votre respiration, juste en « spectateur », sans la modifier. Suivez mentalement le trajet de l'air qui entre dans vos narines et va jusqu'aux poumons. Qui va de vos poumons jusqu'à vos narines. Qui élargit votre cage thoracique, soulève vos côtes, dilate vos narines. Procédez à cette observation zen 15 minutes.

8 HEURES

Petit-déjeuner

- Thé ou café noir
- 2 tranches de pain complet ou aux céréales avec 1 c. à s. de purée d'amandes
- ½ pamplemousse

9 HEURES

DIY (do-it-yourself) : lotion de massage caféinée. Dans un flacon pompe de 50 cl, versez 40 cl de café très fort et le jus d'un citron.

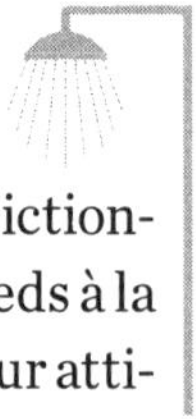

À la douche ! Avant de vous détendre sous le jet bienfaiteur, enfilez le gant de crin et frictionnez-vous avec votre lotion caféinée, des pieds à la tête. Insistez sur les zones bien connues pour attirer le sucre : cuisses, ventre, fesses, « estomac »... Filez sous la douche, que les plus motivés termineront par un jet d'eau bien fraîche, au moins sur les jambes.

10 HEURES

La planche : gainage latéral. Allongez-vous sur le côté, en appui sur un avant-bras et vos chevilles. Votre corps est tonique, vos hanches et vos épaules sont alignées, votre regard est fixe et votre bassin ne s'affaisse pas vers le sol. Gainez le tout, maintenez cette position 30 secondes. Détendez-vous 40 secondes, puis changez de côté. Faites 3 fois l'exercice.

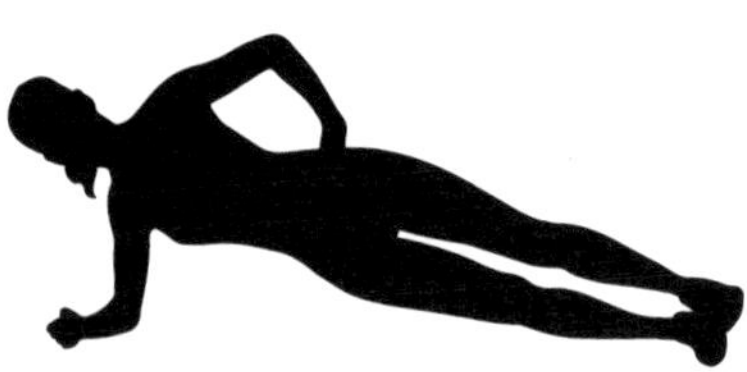

11 HEURES

Jus taille de guêpe. Pelez ½ mangue, coupez-la en cubes. Versez-les dans le bol du blender avec 20 cl de lait d'amande, ½ banane, 2 feuilles de kale et 2 c. à s. de graines de lin.

12 HEURES

Gym : opération gainage bras et jambes. Allongez-vous sur le dos, au sol. Vos jambes sont tendues, vos bras aussi, de part et d'autre de votre tête. Contractez vos abdominaux de façon à élever légèrement vos jambes et vos bras simultanément. Tenez cette position pendant 10 secondes (comptez, ça passe plus vite). Détendez-vous 30 secondes, puis refaites 5 fois l'exercice.

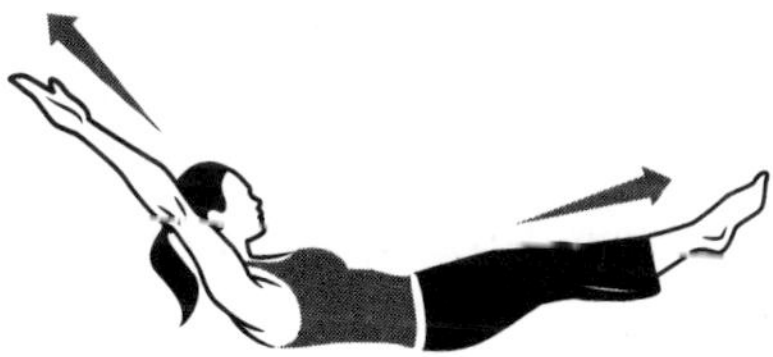

P **Point P.** Pendant le sport, les abdos se contractent par à-coups, ce qui augmente la pression abdominale et met à mal le plancher pelvien. Si vous constatez de petites fuites urinaires, voyez auprès d'un professionnel (kiné par exemple) comment améliorer votre posture, votre respiration, voire changer d'activité pour en pratiquer une qui répartisse mieux les efforts musculaires afin que ceux-ci ne se concentrent pas sur la zone pelvienne.

13 HEURES

Déjeuner

- *Salade orange fenouil.* Détaillez 1/4 de bulbe de fenouil en fines lamelles. Arrosez-le d'un filet de jus de citron. Pelez à vif 1 orange, détachez les segments. Disposez sur une assiette, arrosez de 1 c. à s. d'huile d'olive, parsemez de graines germées d'alfalfa et saupoudrez de 1 c. à c. de graines de cumin.
- Rôti de porc + bettes + blé
- 2 kiwis

Vous pouvez acheter l'alfalfa tel quel ou le faire germer vous-même. On trouve les graines à germer dans toutes les jardineries.

14-16 HEURES

Jogging fractionné. Alternez marche, marche rapide et course :

- Marche lente : .... 3 minutes
- Marche rapide : .... 2 minutes
- Jogging lent : .... 10 secondes
- Marche rapide : .... 2 minutes
- Jogging lent : .... 30 secondes

- Marche rapide : .... 30 secondes
- Jogging lent : .... 45 secondes
- Marche rapide : ....10 secondes
- Jogging lent : .... 1 minute
- Marche rapide : ....10 secondes
- Jogging lent : .... 1 minute
- Marche lente/
  récupération : .... 5 minutes minimum

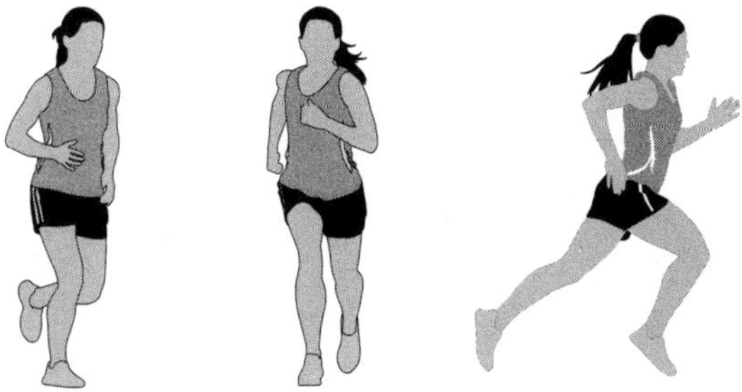

17 HEURES

Collation

- 1 pomme
- 5 cerneaux de noix
- 1 tisane ginseng-cannelle (voir p. 91)

18 HEURES

Gym : opération la totale.

1. Opération fuselage : 4 fois 10 secondes avec 10 secondes de récupération entre chaque.

Récupération : 1 minute

2. Gym par le vide : 4 fois 10 secondes avec 10 secondes de récupération entre chaque.
Récupération : 1 minute
3. Gainage latéral : 4 fois 10 secondes avec 10 secondes de récupération entre chaque.
Récupération : 1 minute
4. Gainage bras et jambes : 4 fois 10 secondes de chaque côté avec 10 secondes de récupération entre chaque.

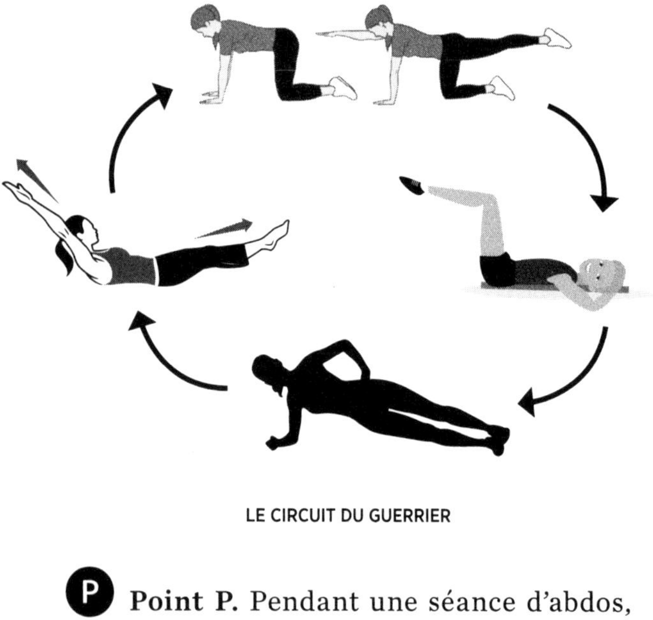

LE CIRCUIT DU GUERRIER

P **Point P.** Pendant une séance d'abdos, verrouillez le périnée en contractant vos muscles (comme pour vous retenir de faire pipi), et pliez les genoux sans gonfler le ventre (puisque ce dernier est verrouillé).

19 HEURES

Bain aux plantes. Mélangez 4 c. à s. de verveine, 4 c. à s. de menthe et 4 c. à s. de romarin. Plongez-les dans 3 litres d'eau bouillante et laissez infuser 15 minutes. Filtrez avant de verser dans l'eau d'un bain très chaud (38 °C). Relaxez-vous pendant 30 minutes. Ne vous rincez pas.

20 HEURES

Dîner

- Pavé de cabillaud, riz basmati, *carottes à la coriandre.* Faites cuire 200 g de carottes coupées en rondelles à la vapeur pendant 5 minutes. Parsemez de coriandre ciselée et de graines de sésame.
- 1 petit bol de framboises (fraîches ou surgelées)

Vous préférez les carottes cuites aux lardons et oignons ? Rappelez-vous que tout ce qui cuit « vite » (= pas longtemps) et sans trop de chaleur est bienvenu dans notre quête. Cette recommandation, si elle est cruciale pour le diabétique, est en réalité valable pour tout un chacun

Aérez la maison au moins ¼ d'heure.

21 HEURES

Atelier respirologie : second souffle. Tenez-vous debout, les pieds joints, les bras tombant naturellement le long du corps. Inspirez profondément en gonflant le ventre (et pas que les poumons) ; rentrez-le sur l'expiration en resserrant les abdominaux. Bloquez votre souffle 3 secondes, puis inspirez à nouveau profondément en gonflant le ventre. Faites 10 fois ce cycle inspiration-expiration-blocage.

22 HEURES

Do-in. Stimulez les points « Coupe-faim ».

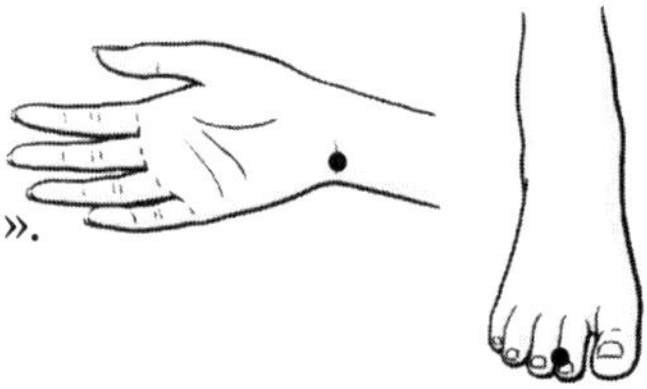

Tisane magique. Jetez ½ c. à c. de tilleul et 1 tête de camomille dans 25 cl d'eau bouillante. Laissez infuser 10 minutes puis filtrez. Buvez tranquillement avant de vous coucher.

23 HEURES

Au lit !

ET ENTRE LES REPAS SI VOUS AVEZ FAIM :

- 1 ou 2 pommes bio
- Eau infusée pastèque, citron vert et grenade à volonté

WEEK-END VENTRE PLAT SOS BALLONNEMENTS

Un grand coup de balai, voilà la promesse de ce week-end sur mesure dédié aux digestions lunatiques ! Coup de balai sur les estomacs à reflux, sur les intestins paresseux, les trop pressés et ceux qui enflent au contact du moindre aliment... tout doit disparaître ! Durant ces deux jours, vous serez coaché par les meilleurs experts, chacun dans sa spécialité. Dans la catégorie « assiette », par exemple, vous trouverez des aliments drainants, truffés de vitamines, à la fois rassasiants, naturels et assurant une digestion royale. Les « activités physiques » viendront favoriser une meilleure circulation digestive et un gainage plus tonique. Venez ! d'autres douceurs bienfaitrices vous attendent, comme ces eaux infusées, légères comme la rosée et purifiantes.

Votre liste de courses

VOS ALIMENTS

- ❑ Abricots secs
- ❑ Amandes (non salées)
- ❑ Avocat
- ❑ Badiane (étoiles)
- ❑ Bananes
- ❑ Betteraves
- ❑ Blanc de dinde
- ❑ Cabillaud (pavé)
- ❑ Cacao (sans sucre)
- ❑ Camomille
- ❑ Cannelle (bâton)
- ❑ Cannelle (poudre)
- ❑ Carottes
- ❑ Chocolat noir
- ❑ Choucroute cuite nature
- ❑ Citrons jaunes bio
- ❑ Citrons verts bio
- ❑ Clous de girofle
- ❑ Concombre
- ❑ Coriandre
- ❑ Courgettes
- ❑ Crème de soja
- ❑ Cumin (graines)
- ❑ Curcuma
- ❑ Eau de Vichy
- ❑ Eau gazeuse
- ❑ Échalotes
- ❑ Faisselle
- ❑ Flocons d'avoine
- ❑ Fonds d'artichaut
- ❑ Gingembre frais
- ❑ Huile d'olive
- ❑ Huile de colza
- ❑ Lait de soja
- ❑ Lapin
- ❑ Menthe
- ❑ Miel
- ❑ Œufs
- ❑ Oignon
- ❑ Oranges bio
- ❑ Pan masala (mélange indien de graines et noix)
- ❑ Pastilles Vichy
- ❑ Poire
- ❑ Poireaux
- ❑ Pomelo bio
- ❑ Pommes bio (dont 1 verte)
- ❑ Pommes de terre
- ❑ Pruneaux
- ❑ Purée d'amandes
- ❑ Riz semi-complet
- ❑ Romarin
- ❑ Salade verte
- ❑ Tartines croquantes au sarrasin
- ❑ Thé vert à la menthe
- ❑ Thé vert bio
- ❑ Tilleul

Liste à photocopier ou télécharger (voir p. 192) pour ne rien oublier !

Week-end ventre plat SOS ballonnements

VOS HUILES ESSENTIELLES ET PRODUITS BIEN-ÊTRE/BEAUTÉ (EN MAGASINS BIO)

- ❑ Aloe vera (gel comestible)
- ❑ Base lavante
- ❑ Base pour bain
- ❑ Essence de citron
- ❑ Fleurs de bruyère ou feuilles de framboisier (infusion)
- ❑ Huile d'amande douce (ou de macadamia)
- ❑ Huile d'argan
- ❑ Huile essentielle d'eucalyptus
- ❑ Huile essentielle de lavande officinale
- ❑ Huile essentielle de romarin
- ❑ Sels d'Epsom

VOS ACCESSOIRES INDISPENSABLES

- ❑ Blender
- ❑ Chaussures de marche
- ❑ Gant de crin (ou loofa)

Liste à photocopier ou télécharger (voir p. 192) pour ne rien oublier !

Vos repas

SAMEDI

PETIT-DÉJEUNER
Thé vert à la menthe ou infusion de romarin, Flocons d'avoine au lait et à la cannelle, Banane

DÉJEUNER
Carottes râpées au citron et curcuma, Lapin rôti, carottes Vichy, Compote de pruneaux

DÎNER
Poireaux vinaigrette, Omelette aux herbes et curcuma, salade verte, Compote de pommes à la badiane

DIMANCHE

PETIT-DÉJEUNER
Thé vert à la menthe ou infusion de romarin, Pruneaux, Tartines craquantes au sarrasin et purée d'amandes

DÉJEUNER
Salade de betteraves au cumin, Choucroute de la mer, Banane au four

DÎNER
Crème d'artichaut, Blanc de dinde au citron, riz complet et courgettes, Bouillon d'agrumes

VENDREDI SOIR : **PRÉPAREZ VOTRE EAU INFUSÉE POMMES ET POIRES**

Rincez 1 poire et 1 pomme verte, ôtez le cœur et les pépins et taillez-les en fines tranches. Mettez-les dans un bocal en verre avec 1 bâton de cannelle. Ajoutez 80 cl d'eau de Vichy. Fermez le bocal et placez-le au réfrigérateur.

Liste à photocopier ou télécharger (voir p. 192) pour ne rien oublier !

JOUR 1

Adieu ventre ballonné, tiraillé, barbouillé ! Les meilleurs aliments coupe-feu, coupe-faim, drainants et taillés pour la paix du ventre sont conviés à tous les repas de cette journée parfaite. Action ! Suivez votre emploi du temps heure par heure, égrené de gestes qui vous aident à vous relaxer, vous muscler, vous oxygéner, et réconciliez-vous (enfin !) avec votre ventre !

7 HEURES

La planche : opération gainage. Allongez-vous en position de planche, en appui sur les avant-bras et les pointes de pieds. Ne creusez pas le dos ni ne l'arrondissez, votre corps doit rester dans l'alignement. Contractez les abdominaux et maintenez cette position pendant 20 secondes. Détendez-vous pendant 40 secondes, puis recommencez le tout 3 fois. Les muscles sollicités ici sont le transverse, le grand droit, les obliques, les lombaires et les dorsaux.

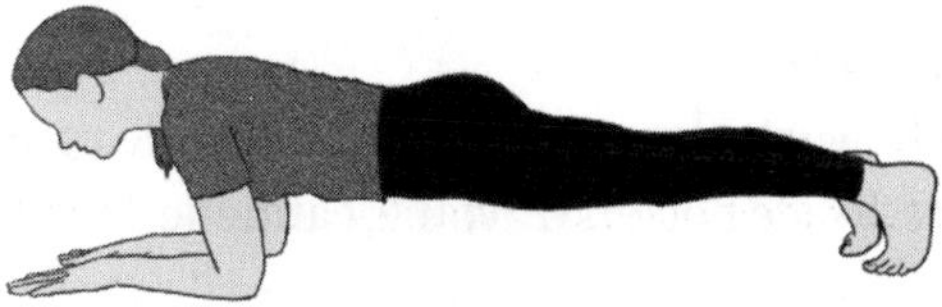

🍷 Dès que vous quittez les bras de Morphée, buvez lentement et à petites gorgées 1 grand verre d'*Eau infusée pommes et poires* (voir p. 108). Ce breuvage naturel facilitera votre transit et luttera contre la constipation.

Ouvrez toutes les fenêtres au moins ¼ d'heure.

Atelier respirologie. Assis confortablement, placez le majeur et l'index de la main droite entre les sourcils. Expirez par les deux narines, bouchez la narine droite avec le pouce de la main droite et inspirez par la narine gauche. Bouchez la narine gauche avec l'annulaire de la main droite, enlevez votre pouce et expirez par la narine droite. Inspirez de nouveau par la narine droite, puis bouchez-la avec le pouce. Retirez votre annulaire et expirez par la narine gauche, puis inspirez toujours par la narine gauche. Bouchez-la à nouveau avec l'annulaire, enlevez votre pouce et expirez par la narine droite. Ainsi de suite pendant 1 ou 2 minutes.

8 HEURES

Petit-déjeuner

- Thé vert à la menthe ou infusion de romarin
- 3 c. à s. de flocons d'avoine, cannelle, lait de soja
- 1 banane

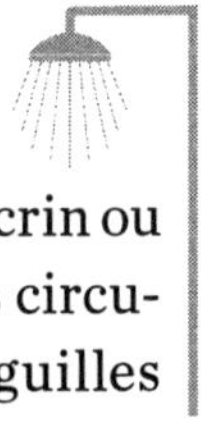

9 HEURES

Douche peau neuve. Juste avant de prendre votre douche, enfilez un gant de crin ou en loofa et faites des petits mouvements circulaires sur le ventre, dans le sens des aiguilles d'une montre. Vous n'êtes pas à l'atelier ponçage, ne vous escrimez pas, le principe est d'activer la circulation pour faciliter l'élimination des toxines.

Automassage ventre serein. Pétrissez l'ensemble du ventre avec la pulpe des deux mains pendant 2 ou 3 minutes. Puis suivez le sens du côlon : ascendant, transverse, descendant... soit tout simplement les aiguilles d'une montre ! Appuyez puis relâchez, aux points 3 heures, 6 heures, 9 heures, 12 heures...

10 HEURES

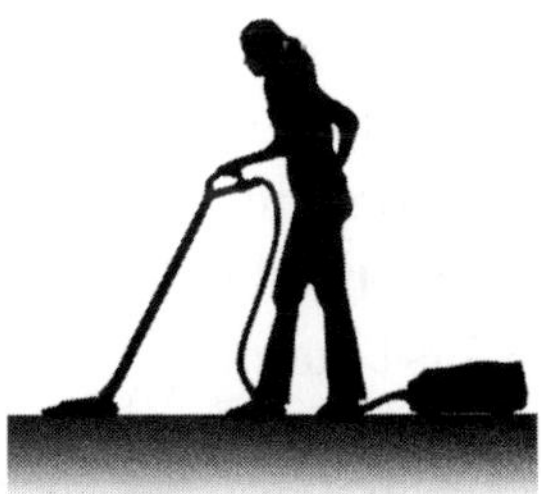

Gym : opération aspiration. Mettez une musique de fond qui « déménage » et dégainez votre aspirateur ! Passer l'aspirateur dans tous les recoins, c'est du sport... Profitez-en pour en tirer le meilleur parti pour votre ligne : ne vous courbez pas, gardez le buste droit, les jambes bien fléchies, les pieds décalés l'un devant l'autre. Ce sont les bras qui travaillent le plus, ils doivent être toniques. Progressez à grands pas, en exerçant des flexions.

11 HEURES

Jus vert Ventrenpaix. Prélevez la chair de ½ avocat. Épluchez ½ concombre, coupez-le dans le sens de la longueur, ôtez les graines. Pressez ½ citron. Mettez tous les ingrédients dans le blender avec 10 cl de gel d'aloe vera comestible (en boutique bio ou diététique), 5 pastilles Vichy et 3 glaçons puis mixez jusqu'à obtention d'une consistance lisse.

12 HEURES

Gym : opération gainage tête et épaules. Allongez-vous sur le dos, vos jambes sont tendues, vos bras placés le long du corps. Sur une expiration lente, soulevez la tête en rentrant le menton dans votre poitrine, les épaules et les bras. Les bras restent horizontaux. Tenez cette position 10 secondes. Détendez-vous 20 secondes. Refaites 6 fois l'exercice.

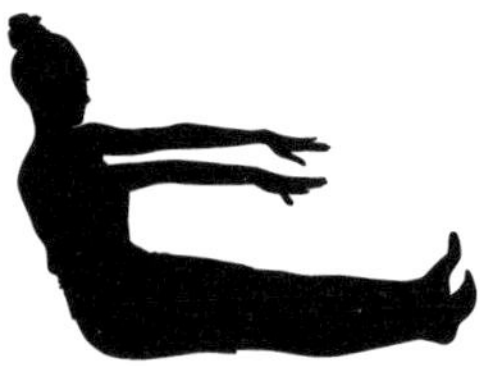

13 HEURES

Déjeuner

- Carottes râpées, filet de citron, échalote, curcuma, huile de colza
- Lapin rôti, *carottes Vichy*. Mettez à cuire 250 g de carottes coupées en rondelles de 3 mm environ dans une cocotte avec 1 filet d'huile d'olive, mélangez bien. Recouvrez-les de 25 cl d'eau de Vichy*, ajoutez 1 c. à c. de curcuma, du poivre et poursuivez la cuisson pendant 40 minutes.
- *Compote de pruneaux*. Versez 10 cl d'eau frémissante sur 1 c. à c. de thé vert bio et laissez infuser pendant 5 minutes. Faites cuire 150 g de pruneaux dans le thé pendant 15 minutes à feu doux avec le zeste d'une orange bio. Quand ils sont cuits, mixez-les avec un peu du thé de cuisson et dégustez tiède ou froid.

Efforcez-vous de manger lentement. Prenez le temps de mastiquer vos aliments (quitte à reposer votre fourchette entre chaque bouchée) pour limiter la quantité d'air absorbé... et donc la présence de gaz !

* L'eau de vichy, grâce au bicarbonate de sodium qu'elle contient, possède des vertus réellement thérapeutiques sur le plan digestif.

14-16 HEURES

Rando digestive : 2 heures. Ce matin vous avez redécouvert des muscles endormis par le manque d'activité, et peut-être même le plaisir de vous sentir délassé, après une séance de gym... Il faut persévérer : en hiver, sortez à 14 heures et marchez 2 heures, c'est le moment où la lumière est à son maximum, avec un effet positif sur le mental.

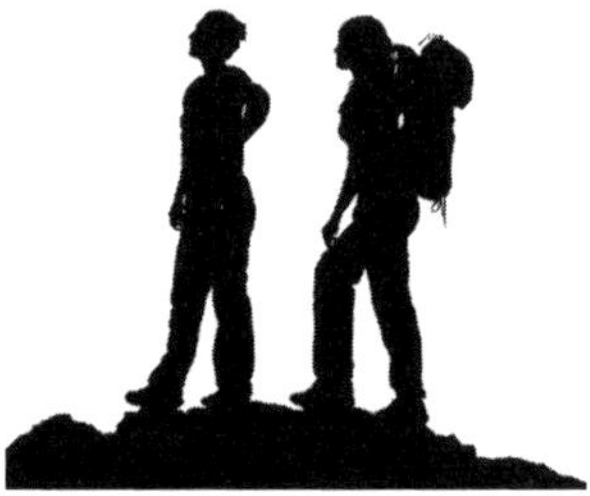

17 HEURES

Collation

- Thé vert
- *2 truffes au Pan masala.* Faites fondre 100 g de chocolat noir au bain-marie. Incorporez 2 c. à s. de crème de soja en fouettant énergiquement. Placez au réfrigérateur pendant 2 heures. Prélevez des noix de ganache et façonnez des truffes entre vos mains puis roulez-les dans 50 g de Pan masala (mélange de graines, épices et noix favorisant la digestion, en vente en boutiques indiennes). Conservez-les au réfrigérateur.

18 HEURES

Gym : opération petite reine. Allongez-vous sur le dos, les mains derrière la nuque. Soulevez la tête, les épaules et le haut du dos jusqu'à ce que vos omoplates quittent le sol en sollicitant vos abdos, sans tirer sur la nuque. Levez les jambes à 45° et pédalez en l'air. Ne levez pas trop les jambes, étirez-les plutôt. Faites 40 pédalages, détendez-vous 20 secondes puis refaites 3 fois l'exercice.

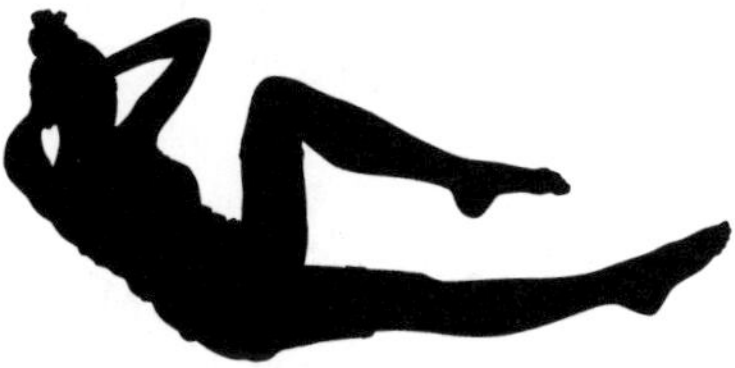

P **Point P.** Le ventre ne doit pas « sortir » lors d'un exercice d'abdos (ou autre sport), au contraire, il doit rester bien plat voire – encore mieux – se creuser. Ventre creux = protection du dos et du périnée.

19 HEURES

Bain à l'eucalyptus. Mélangez 10 gouttes d'huile essentielle d'eucalyptus et 1 bouchon de base pour bain. Versez dans l'eau de la baignoire et plongez-y pendant 20 minutes. Ne vous rincez pas.

20 HEURES

Dîner

- Poireaux vinaigrette
- Omelette aux herbes et au curcuma, salade verte.
- *Compote de pommes à la badiane.* Pelez et épépinez 2 pommes bio, coupez-les en morceaux et faites-les cuire dans une casserole avec un fond d'eau et 2 étoiles de badiane, 10 minutes sur feu moyen, en mélangeant régulièrement. Ôtez la badiane et écrasez les pommes à la fourchette. Laissez tiédir.

21 HEURES

Atelier respirologie : dos rond. Mettez-vous à quatre pattes, les mains et les genoux légèrement écartés. Inspirez en gardant le dos plat et la nuque bien allongée. Expirez en enroulant le dos et en pressant vos mains contre le sol afin d'intensifier l'étirement. Répétez 5 fois le mouvement.

PRÉPAREZ VOTRE EAU INFUSÉE À LA CORIANDRE POUR DEMAIN.

Rincez 4 citrons verts bio et 4 branches de coriandre. Coupez les citrons en fines tranches. Mettez-les dans un bocal en verre avec la coriandre et versez 80 cl d'eau de source ou filtrée. Placez le bocal fermé au réfrigérateur.

22 HEURES

Do-in. Stimulez le point « Digestion lente ».

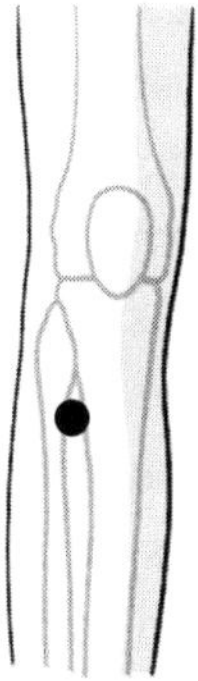

Tisane magique. Jetez ½ c. à c. de tilleul et 1 tête de camomille dans 25 cl d'eau bouillante. Laissez infuser 10 minutes puis filtrez. Buvez tranquillement avant de vous coucher.

23 HEURES

Au lit !

ET ENTRE LES REPAS SI VOUS AVEZ FAIM :

- 1 ou 2 pommes bio
- Eau infusée pommes et poires à volonté

JOUR 2

Cette journée purificatrice semble avoir eu son petit effet sur votre système digestif puisque vous voilà encore parmi nous ! C'en est fini de jouer les montgolfières après chaque repas ! Fini les embouteillages, fini les tiraillements qui brisent toute énergie ! Mais ne vous reposez pas si vite sur vos lauriers : une journée turbo vous attend, qui va définitivement vous convaincre que l'équation est simple pour jouir d'un ventre plat et apaisé.

7 HEURES

La planche : opération gainage. Allongez-vous en position de planche, en appui sur les avant-bras et les pointes de pieds. Ne creusez pas le dos ni ne l'arrondissez, votre corps doit rester dans l'alignement. Contractez les abdominaux et maintenez cette position pendant 20 secondes. Détendez-vous pendant 40 secondes, puis recommencez le tout 3 fois. Les muscles sollicités ici sont le transverse, le grand droit, les obliques, les lombaires et les dorsaux.

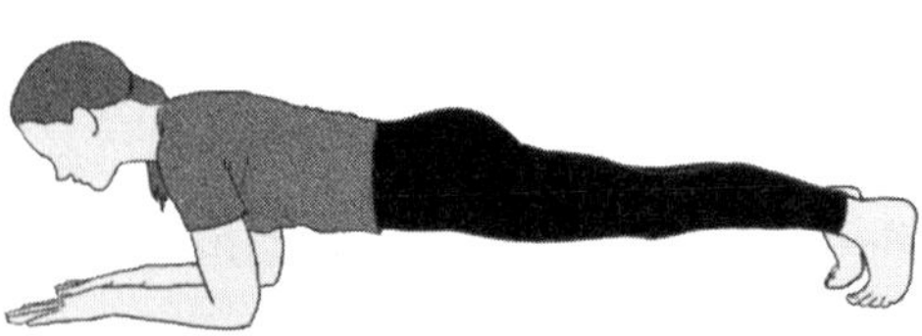

- 1 grand verre d'*Eau infusée à la coriandre* (voir p. 116).

Ouvrez toutes les fenêtres au moins ¼ d'heure.

Atelier respirologie zen. Asseyez-vous en tailleur. Respirez profondément tout en exerçant une pression de vos mains successivement sur votre abdomen, vos côtes, le sternum et les clavicules. L'idée est d'accompagner le mouvement respiratoire, en l'amplifiant, de façon à prendre conscience du flux. Répétez le procédé autant de fois que vous en sentez le besoin. Et n'hésitez pas à l'utiliser pour calmer un coup de stress.

8 HEURES

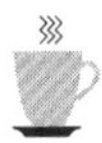

Petit-déjeuner

- Thé vert à la menthe ou infusion de romarin
- 6 pruneaux
- 4 tartines craquantes au sarrasin (au rayon bio), purée d'amandes

9 HEURES

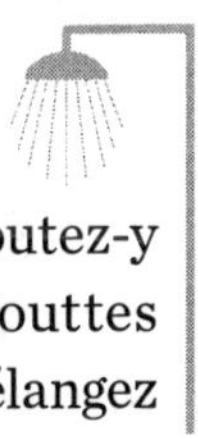

Douche coup de fouet. Procurez-vous un flacon de 50 cl de base lavante neutre, ajoutez-y 1 cuillère à soupe d'huile d'argan, 60 gouttes d'huile essentielle de lavande officinale. Mélangez bien et laissez reposer 48 heures avant d'utiliser comme un gel douche classique.

Automassage paix du ventre. Juste après la douche, versez 1 goutte d'huile essentielle de romarin à camphre dans 1 c. à s. d'huile végétale (d'amande douce ou de macadamia). Appliquez sur l'abdomen et massez lentement, dans le sens des aiguilles d'une montre, en insistant sur la région du foie.

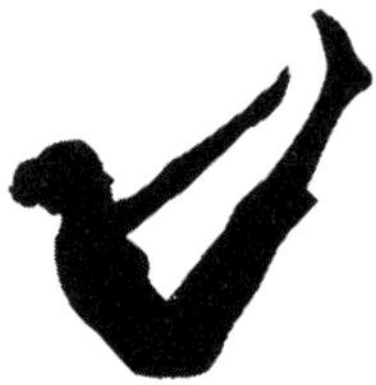

10 HEURES

Gym : opération crunch jambes et bras tendus. Allongez-vous sur le dos, jambes tendues, bras tendus de part et d'autre de la tête. Sur une expiration lente, levez vos jambes tendues à 90° tout en remontant votre buste pour atteindre vos pieds. Tenez la position 10 secondes. Détendez-vous 20 secondes et recommencez. Faites 6 fois l'exercice.

P **Point P.** De bons abdominaux se font toujours en creusant le ventre sans prendre appui sur le périnée.

11 HEURES

Jus vert pétillant. Mettez dans le blender ¼ de concombre coupé en tronçons, 1 cm de gingembre pelé, le jus de 1 citron vert et 6 feuilles de menthe. Mixez jusqu'à obtenir une consistance lisse. Versez dans un grand verre et complétez d'eau gazeuse.

12 HEURES

Gym : opération squats explosifs. Tenez-vous debout, les pieds légèrement écartés, les bras tendus devant vous. Pliez les jambes comme pour vous asseoir sur une chaise. Sautez aussi haut que vous le pouvez tout en élevant les bras au-dessus de votre tête au moment où vos pieds quittent le sol. Revenez en position de squat, baissez les bras et enchaînez immédiatement un autre saut. Faites 12 sauts consécutifs.

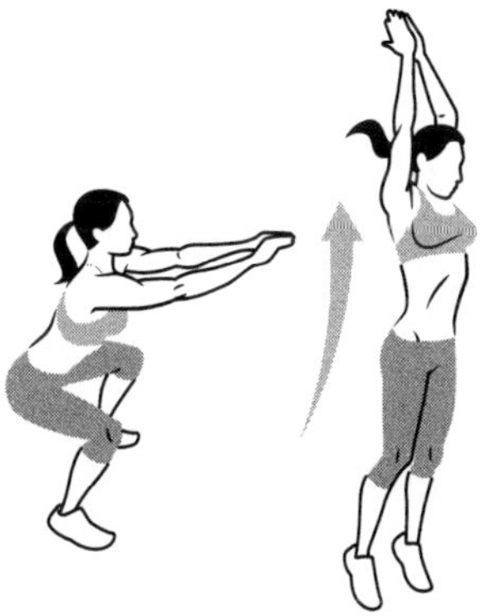

13 HEURES

Déjeuner

- Salade de betteraves, graines de cumin, huile d'olive

- *Choucroute de la mer.* Déposez dans le panier du cuit-vapeur 2 pommes de terre et 1 pavé de cabillaud arrosé de jus de citron et saupoudré de curcuma, laissez cuire pendant 10 minutes. Salez et poivrez. Réchauffez 150 g de choucroute cuite nature. Disposez la choucroute dans l'assiette et le poisson en cubes par-dessus.
- *Banane au four.* Coupez une banane dans la longueur sans l'éplucher. Mettez-la dans un petit plat allant au four et saupoudrez-la de 2 c. à c. de cacao. Enfournez à 210 °C pour 10 minutes de cuisson.

14-16 HEURES

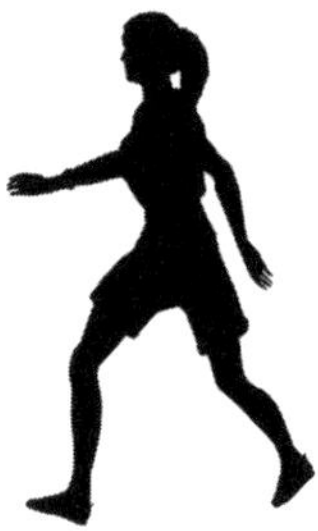

Marche rapide. Aujourd'hui, alternez marche tranquille et marche soutenue. Si votre activité physique se résume à une sieste, faites-vous violence, montez au moins 6 étages à pied, et même sur la pointe des pieds, ou l'équivalent, en boudant l'ascenseur des grands magasins, du métro, dans votre immeuble…

17 HEURES

Collation

- *Citronnade.* Pressez le jus d'un citron dans de l'eau en respectant le chiffre d'or de la citronnade : un tiers de jus de citron pour deux tiers d'eau.

5 amandes, 2 abricots secs

18 HEURES

Gym : opération la totale.

Gainage tête et épaules : 4 fois 10 secondes avec 20 secondes de récupération entre chaque série.

Récupération : 1 minute

Petite reine : 40 pédalages.

Récupération : 1 minute

Crunch jambes et bras tendus : 6 fois 10 secondes avec 20 secondes de récupération entre chaque série.

Récupération : 1 minute

Squats explosifs : 3 séries de 12 sauts avec 20 secondes de récupération entre chaque série.

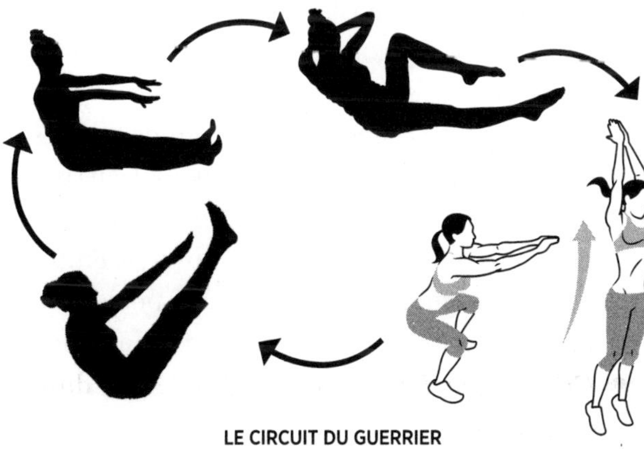

LE CIRCUIT DU GUERRIER

Point P. Ne faites pas d'efforts poumons pleins, cela augmente la pression sur le périnée : soufflez doucement, et rentrez le ventre.

19 HEURES

Bain aux sels d'Epsom aroma. Versez 10 gouttes d'essence de citron dans un verre de sels d'Epsom. Jetez le tout dans l'eau d'un bain bien chaud (38 °C), brassez. Barbotez 20 à 30 minutes avant de vous rincer à l'eau fraîche.

20 HEURES

Dîner

- *Crème d'artichaut.* Faites cuire 2 fonds d'artichaut 10 minutes au cuit-vapeur. Mettez-les dans le bol du mixeur avec le jus de ½ citron, 1 faisselle, du sel et du poivre. Mixez jusqu'à obtention d'une consistance crémeuse. Versez dans un bol et saupoudrez de curcuma.
- *Blanc de dinde au citron,* riz semi-complet, courgettes. Découpez 1 blanc de dinde en fines lanières. Recouvrez-les du jus de 1 citron, saupoudrez de curcuma, mélangez et placez au frais pendant au moins 10 minutes. Faites dorer ½ oignon émincé dans une poêle avec un filet d'huile d'olive. Égouttez la dinde et faites-la sauter dans la poêle pendant 5 minutes.

🍽 *Bouillon d'agrumes.* Détaillez 1 orange bio, 1 citron bio, ½ pomelo bio en fines rondelles, sans les peler. Plongez-les dans 30 cl d'eau froide avec un bâton de cannelle et 2 clous de girofle. Portez doucement à frémissements et laissez cuire 25 minutes. Filtrez avant de boire bien chaud.

21 HEURES

Atelier respirologie antigonflette. Ça devrait devenir un réflexe ! Vite fait bien fait, cet exercice respiratoire praticable (presque) partout et plusieurs fois par jour vous assurera une meilleure digestion. Respirez profondément et sur l'expiration, contractez le plancher pelvien et les abdominaux, tout en « rentrant » le nombril.

22 HEURES

Do-in. Pressez les points réflexes qui favorisent le confort digestif pendant 3 minutes après chaque repas.

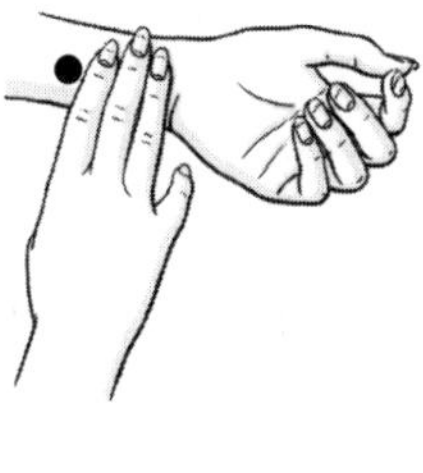

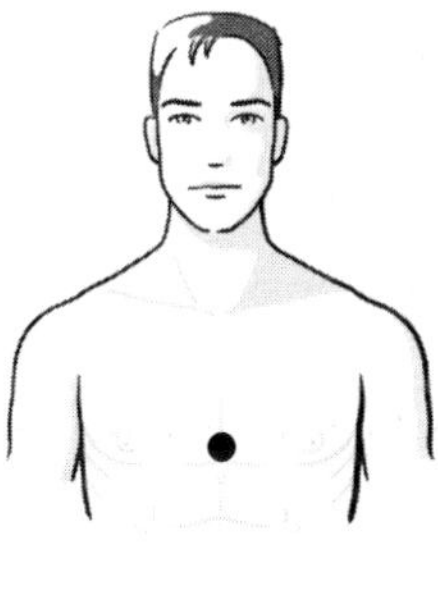

Tisane magique. Jetez 1 c. à s. de fleurs de bruyère (ou feuilles de framboisier, très efficaces pour faciliter la digestion, mais particulières au goût : ajoutez alors 1 c. à c. de miel) dans 25 cl d'eau bouillante. Laissez infuser 10 minutes puis filtrez.

23 HEURES

Au lit !

ET ENTRE LES REPAS SI VOUS AVEZ FAIM :

- → 1 ou 2 pommes bio
- → Eau infusée à la coriandre à volonté

WEEK-END VENTRE PLAT ANTISTRESS

JE STRESSE

DONC JE BALLONNE,
DONC JE GRIGNOTE,
DONC JE GROSSIS,
DONC JE DÉPRIME,
DONC JE STRESSE...

Surmenage, mauvais sommeil, déprime, pression au travail... le stress ne se loge pas que dans les détails. Attention, nous visons ici le « mauvais » stress. Pas celui qui fournit le coup d'adrénaline pour se dépasser, mais celui qui grignote votre énergie, lamine votre joie de vivre, transforme votre ventre en baudruche et vous entraîne dans une spirale de fatigue « énervée ». Première bonne nouvelle : vous avez décidé d'être plus malin que lui et vous voilà sur le point de passer un week-end cool et tonique à la fois. Un week-end où il n'est pas question de grignotages ni de « couch potatoe » (que l'on traduira par « patate sur canapé »), sport qui consiste à s'écrouler dans son clic-clac pour s'appesantir sur son triste sort. Ici, on va parler sucres à IG bas, on va se repaître d'oméga 3, de magnésium, de vitamines et autres pauses respiratoires et délassantes. Deuxième bonne nouvelle : ce week-end sur mesure antistress pourrait bien embarquer quelques bourrelets superflus sur son passage...

Votre liste de courses

VOS ALIMENTS

- ❑ Abricots secs
- ❑ Ail
- ❑ Ananas
- ❑ Aneth
- ❑ Avocat
- ❑ Bananes
- ❑ Basilic
- ❑ Boulgour
- ❑ Cacao (sans sucre)
- ❑ Camomille
- ❑ Cannelle (poudre)
- ❑ Carottes
- ❑ Ciboulette
- ❑ Citrons jaunes bio
- ❑ Citrons verts bio
- ❑ Clémentines
- ❑ Concombre
- ❑ Courgette
- ❑ Cresson (ou mâche)
- ❑ Cumin (poudre)
- ❑ Curcuma
- ❑ Épinards
- ❑ Figues sèches
- ❑ Flocons de riz
- ❑ Fraises
- ❑ Fromage blanc
- ❑ Gros sel
- ❑ Harengs fumés
- ❑ Haricots verts
- ❑ Huile d'olive
- ❑ Huile de noisette
- ❑ Huile de sésame
- ❑ Jambon blanc
- ❑ Kiwis
- ❑ Lait d'amande
- ❑ Lait entier bio
- ❑ Laitue
- ❑ Lentilles corail
- ❑ Mélisse (infusion)
- ❑ Menthe
- ❑ Miel liquide
- ❑ Noix
- ❑ Œufs
- ❑ Oignon
- ❑ Pain complet
- ❑ Pamplemousse bio
- ❑ Passiflore (infusion)
- ❑ Pastèque
- ❑ Petits pois
- ❑ Pommes bio (dont 1 verte et 1 golden)
- ❑ Pommes de terre
- ❑ Quinoa
- ❑ Radis
- ❑ Riz basmati
- ❑ Romarin
- ❑ Saumon (pavé)
- ❑ Thé vert bio
- ❑ Tilleul
- ❑ Tomates cerises
- ❑ Yaourt grec

Liste à photocopier ou télécharger (voir p. 192) pour ne rien oublier !

JOUR 1

C'est le moment de vous regarder le nombril ! Car vous pourriez bien le voir se détendre à la fin de cette journée riche en zénitude. Nos stress ont en effet la fâcheuse habitude d'empoisonner notre tête mais aussi notre ventre. Nous entendons le message que nous envoie notre corps, mais nous ne tenons plus à en subir les conséquences. Aujourd'hui, zéro prise de tête, zéro prise de poids, zéro ballonnement et une foule d'activités vivifiantes vous attendent.

7 HEURES

La planche : opération gainage. Aucune excuse n'est recevable, cet exercice ne nécessite ni salle de gym, ni matériel sophistiqué (à part votre corps). Quand vous y aurez goûté, on parierait que vous l'adopterez, tant son rapport temps/résultats est bluffant. Il vous suffira alors d'un peu de motivation pour faire sonner votre réveil un quart d'heure plus tôt pour vous assurer un gainage à long terme. Allongez-vous en position de

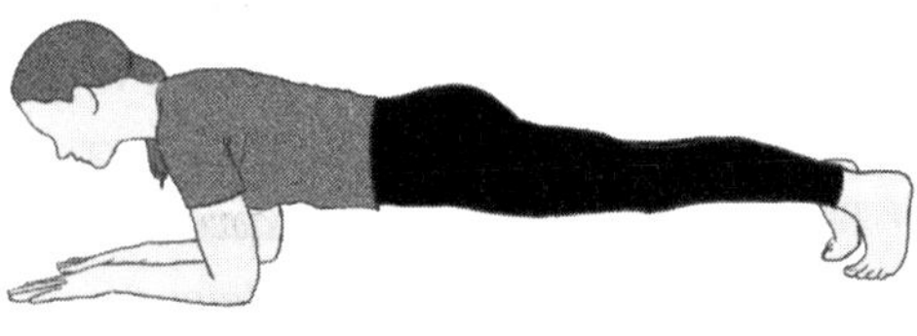

planche, en appui sur les avant-bras et les pointes de pieds. Ne creusez pas le dos ni ne l'arrondissez, votre corps doit rester dans l'alignement. Contractez les abdominaux et maintenez cette position pendant 20 secondes. Détendez-vous pendant 40 secondes, puis recommencez le tout 3 fois. Les muscles sollicités ici sont le transverse, le grand droit, les obliques, les lombaires et les dorsaux.

🍷 Buvez 1 grand verre d'*Eau infusée de mélisse* (voir p. 131)

Ouvrez les fenêtres en grand pendant au moins ¼ d'heure et tant pis pour les courants d'air !

Atelier respirologie : à fond, à fond. Allongez-vous sur le dos, jambes fléchies, les épaules sont relâchées, les paumes de main tournées vers le ciel ou posées sur le ventre. Inspirez à fond en gonflant votre ventre, puis expirez, le plus lentement possible, en plaquant au sol votre dos, jusqu'aux lombaires. En bout d'expiration, bloquez votre souffle pour une apnée de 10 secondes en serrant le ventre au niveau du nombril, puis inspirez à nouveau profondément. Refaites 5 fois ce cycle inspiration profonde-expiration profonde-apnée, détendez-vous en respirant normalement et recommencez 6 fois le cycle.

8 HEURES

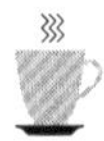

Petit-déjeuner

- Thé vert bio (sans sucre ni lait)
- 1 œuf coque
- *Milk-shake green.* Mixez 2 kiwis pelés et ½ pomme verte bio avec 20 cl de lait d'amande et 2 c. à s. de flocons de riz.

Préparez votre thé avec une eau riche en magnésium et calcium.

9 HEURES

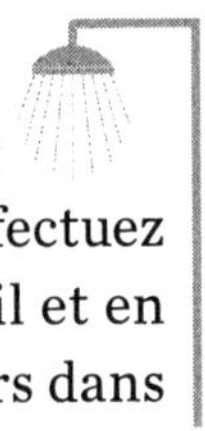

Douche : un masseur à la maison. Réglez l'eau sur tiède et à l'aide du pommeau, effectuez des cercles lents en partant du nombril et en élargissant les cercles. Procédez toujours dans le sens des aiguilles d'une montre. Effet triple : ce massage doux dope la circulation, améliore la digestion et « dérange » la cellulite.

Votre massage aroma (voir p. 22).

10 HEURES

Gym : opération grand ménage. Quand faire le ménage est incontournable, pourquoi ne pas

le transformer en séance de gym tonique qui... fera le ménage dans vos capitons ? Chaque tâche sera l'occasion de travailler votre souplesse et d'étirer vos muscles. Ouvrez les fenêtres, dégainez votre chiffon microfibres et attaquez-vous aux vitres. Tout d'abord avec des gestes amples, nettoyez les carreaux en formant de larges cercles. Vos jambes sont souples. Contractez les fessiers pendant 15 secondes, puis relâchez. Changez de bras, refaites de larges cercles. Durant ce mouvement, vous devez solliciter vos abdos, les muscles de vos épaules et du dos. Pour bien finir le travail, accélérez le rythme en formant des cercles de plus en plus petits.

11 HEURES

Jus vert zen en mode détox. Prélevez la chair de ½ avocat. Rincez 1 poignée de cresson (ou de mâche), pressez ½ citron. Mettez tous les ingrédients dans le blender avec 1 yaourt à la grecque et 3 glaçons puis mixez jusqu'à obtention d'une consistance lisse.

Posturologie. Quand on prend l'habitude de se tenir mal, il faut s'attendre à ce qu'un petit

essentielle de lavande vraie. Versez dans l'eau du bain, brassez à la main, plongez et savourez...

20 HEURES

Dîner

- *Salade croquante de courgette.* Lavez 1 courgette bio, essuyez-la et râpez-la après avoir ôté ses extrémités. Arrosez du jus de ½ citron vert et 1 c. à s. d'huile de noisette. Salez, poivrez et parsemez de basilic ciselé et servez bien frais.
- *Lentilles corail au riz basmati.* Jetez 100 g de riz basmati dans une casserole d'eau bouillante avec 1 c. à c. de curcuma. Portez à ébullition et ajoutez 50 g de lentilles corail. Laissez cuire 15 minutes avant d'égoutter. Arrosez de 1 c. à s. d'huile d'olive et servez.
- *Banane bien dans sa peau.* Coupez une banane dans la longueur sans l'éplucher. Mettez-la dans un petit plat à four et saupoudrez-la de 2 c. à c. de cacao. Enfournez pour 10 minutes de cuisson au four préchauffé à 210 °C (th. 7).

Aérez la maison au moins ¼ d'heure.

21 HEURES

Atelier respirologie : air brassé. Tenez-vous debout, les jambes écartées de la largeur du bassin, les pieds à plat, la tête est droite, souple et les épaules tombent naturellement. Inspirez par le nez tout en élevant les coudes fléchis jusqu'à la hauteur de vos épaules. Les mains et les avant-bras sont relâchés... En expirant par la bouche, amenez vos bras tendus au-dessus de votre tête. Levez le regard et grandissez-vous. Inspirez par le nez en abaissant les bras sur le côté, les coudes fléchis, comme au début de l'exercice. Enfin, expirez tout en ramenant les bras le long du corps. Refaites 4 fois l'exercice complet.

PRÉPAREZ VOTRE EAU INFUSÉE PASTÈQUE ET PAMPLEMOUSSE.

Coupez 1 tranche de pastèque en tronçons, 6 fraises en deux et ½ pamplemousse bio en fines tranches. Mettez les fruits dans un bocal en verre, ajoutez 1 branche de romarin et 80 cl d'eau de source ou filtrée. Placez le bocal fermé au réfrigérateur.

22 HEURES

Do-in. Stimulez le point « Nervosité ».

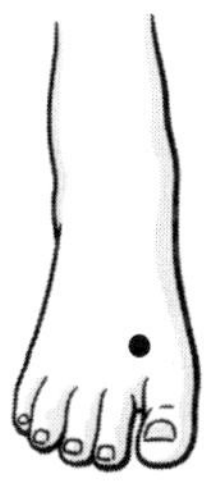

Tisane antistress. Jetez 5 g de passiflore et 5 g de mélisse dans une tasse d'eau frémissante. Laissez infuser 5 minutes avant de filtrer.

23 HEURES

Au lit !

ET ENTRE LES REPAS SI VOUS AVEZ FAIM :

- 1 ou 2 pommes bio
- Eau infusée de mélisse à volonté

JOUR 2

Bien dormi ? La fée tisane antistress a dû adoucir votre sommeil... Place à l'énergie, le nerf de la guerre dans notre quête ventre plat antistress ! Au programme : une palanquée de protéines (que des bonnes, triées sur le volet), des oméga 3, des vitamines, des fibres, mais aussi des activités physiques qui lavent la tête et gainent le corps. Prêt pour dévorer cette deuxième journée de votre vie taille de guêpe ?

7 HEURES

La planche : opération gainage. Allongez-vous en position de planche, en appui sur les avant-bras et les pointes de pieds. Ne creusez pas le dos ni ne l'arrondissez, votre corps doit rester dans l'alignement. Contractez les abdominaux et maintenez cette position pendant 30 secondes. Détendez-vous pendant 40 secondes, puis recommencez le tout 3 fois. Les muscles sollicités ici sont le transverse, le grand droit, les obliques, les lombaires et les dorsaux.

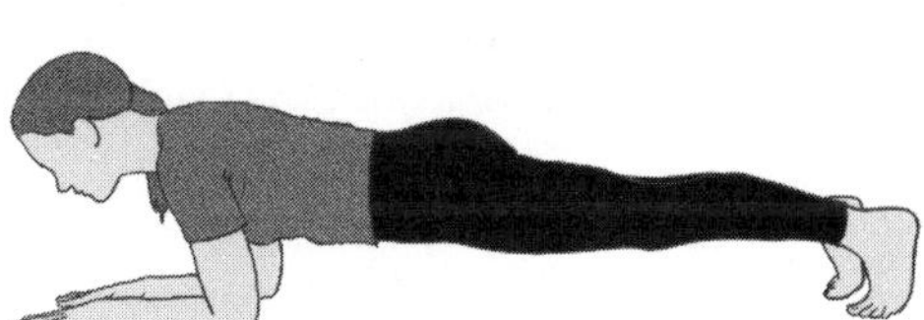

🍷 Buvez 1 grand verre d'*Eau infusée pastèque et pamplemousse* (voir p. 141)

Opération aération : ouvrez les fenêtres au moins ¼ d'heure.

Atelier respirologie à la coule. Bouche fermée, inspirez par le nez en gonflant le ventre. L'air pénètre dans vos poumons, puis votre diaphragme s'abaisse pour laisser à la cage thoracique la place de s'ouvrir au maximum. Ne forcez rien. Ne gonflez pas la poitrine en inspirant. La respiration doit être naturelle. Mettez votre main sur votre ventre pour vous assurer que votre ventre se soulève bien. Toujours bouche fermée, gardez l'air pendant 5 à 10 secondes. Avec la pratique, vous arriverez progressivement à augmenter cette durée et éprouver davantage de plaisir à le faire. Expirez par la bouche en rentrant le ventre. Lorsque vos poumons sont pleins, vos muscles abdominaux poussent votre diaphragme vers le haut, l'air est alors expulsé. L'air doit sortir tout seul, comme un ballon de baudruche qui se dégonfle. Bouche fermée, restez les poumons vides pendant 5 à 10 secondes. Attendez calmement d'avoir envie d'inspirer.

8 HEURES

Petit-déjeuner

- Thé vert bio (sans sucre)
- 1 tranche de jambon blanc
- 1 tranche de pain complet
- ½ pamplemousse

Vous manquez de courage pour enlever la peau blanche qui enrobe les quartiers du pamplemousse ? Tant mieux, vous profiterez des fibres qu'elle contient !

9 HEURES

DIY (do-it-yourself) : le gommage anticellulite. Mélangez 3 c. à s. de gros sel, 4 c. à s. d'huile de sésame, 1 c. à s. de miel liquide et 10 gouttes d'huile essentielle de pamplemousse.

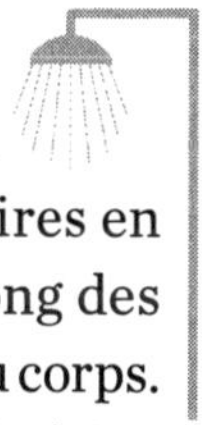

Douche. Appliquez le gommage sur peau humide par larges mouvements circulaires en partant des pieds et en remontant le long des jambes vers les hanches puis sur le reste du corps. Insistez sur le ventre puis rincez à l'eau fraîche.

10 HEURES

Gym : opération ciseaux latéraux. Allongez-vous sur le côté droit, jambes tendues, les pieds l'un contre l'autre. Prenez appui sur votre coude, la main posée sur la tempe. Levez la jambe gauche et faites 30 pédalages. Changez de côté et faites à nouveau 30 moulinets de la jambe droite. Détendez-vous 30 secondes. Refaites 5 fois l'exercice complet.

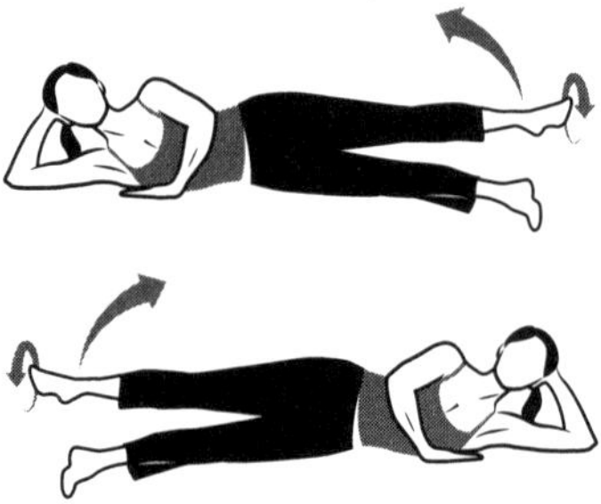

11 HEURES

Jus vert Peace and love. Mettez dans le bol du blender 2 kiwis et 1 banane pelés. Ajoutez 5 feuilles de basilic frais, 20 de lait d'amande et 2 poignées de laitue. Mixez. Buvez immédiatement.

Posturologie : piqûre de rappel. Qui dit mauvaise posture, dit un premier rôle pour les « petits ventres »... Adoptez la bonne, en deux temps trois mouvements :

1. On allonge la nuque
2. On abaisse les épaules en les rejetant légèrement en arrière
3. On aligne le bassin pour éviter de le cambrer ou au contraire de l'effacer

12 HEURES

Gym : opération crunch. Allongez-vous sur le dos, jambes tendues. Pliez les jambes en ramenant les pieds vers vos fesses. Les pieds sont posés au sol et écartés de la largeur des épaules. Placez vos mains derrière la nuque, les coudes bien écartés. Remontez les épaules doucement, redescendez. 10 fois de suite, puis détendez-vous 1 minute. Prenez garde de ne pas tirer sur la nuque, ce sont les abdos qui font le boulot. Refaites 4 fois la série.

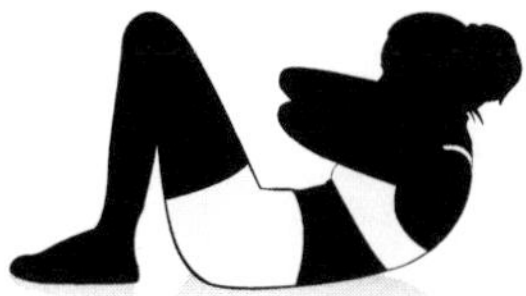

13 HEURES

Déjeuner

- Salade de haricots verts à l'ail, ciboulette et huile d'olive
- Filets de hareng aux pommes de terre à l'huile et à l'oignon
- 2 clémentines

Pour devenir un champion du ventre plat, optez pour une cuisson à la vapeur des haricots verts.

14-16 HEURES

Running déstockage (oui, encore !). Commencez par courir à une allure tranquille pendant 15 minutes, le temps que votre rythme cardiaque augmente progressivement. Puis courez deux fois plus vite pendant 3 minutes. Relâchez votre effort en reprenant une allure tranquille durant 5 minutes. Accélérez à nouveau durant 3 minutes et ainsi de suite pendant 30 minutes.

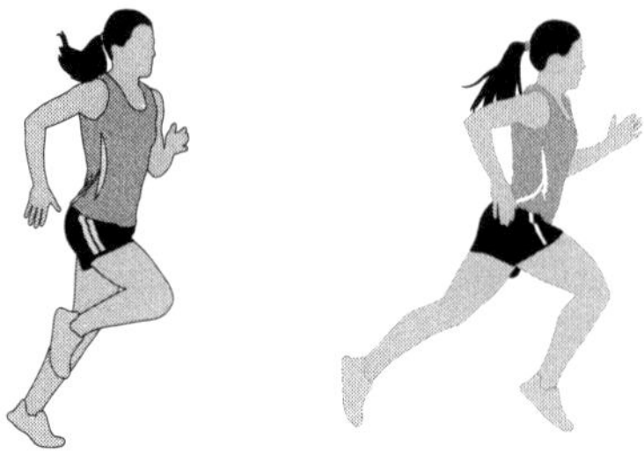

17 HEURES

Collation

- 2 abricots secs + 2 figues sèches + 2 noix
- 1 thé ou *1 infusion cool* (voir p. 138) sans sucre

Les noix renferment tellement d'oméga 3 que 5 d'entre elles par jour couvrent quasiment nos besoins journaliers.

18 HEURES

Gym : opération la totale.

1. Gainage pieds levés : 4 fois 10 secondes avec 20 secondes de récupération entre chaque série.
Récupération : 1 minute
2. Planche araignée : 4 fois 10 secondes avec 20 secondes de récupération entre chaque série.
Récupération : 1 minute
3. Ciseaux latéraux : 4 fois 30 moulinets avec 20 secondes de récupération entre chaque série.
Récupération : 1 minute
4. Crunch : 4 fois 10 répétitions avec 20 secondes de récupération entre chaque série.

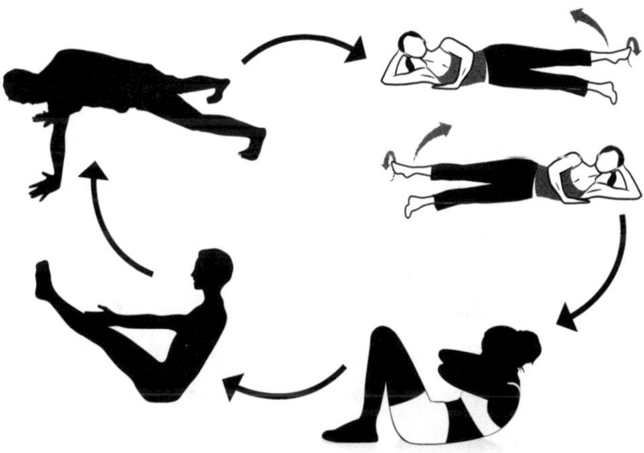

LE CIRCUIT DU GUERRIER

Point P. Dans la journée, contractez 10 fois votre périnée (sans vos abdominaux !), au moins 5 fois par jour. Cela ne prend pas une seconde car vous pouvez faire cet exercice n'importe quand, n'importe où. Le signe que c'est le bon exo : vous sentez l'entrejambe monter un tout petit peu. Cette contraction, pensez-y aussi pendant vos séances de sport, quelles qu'elles soient.

19 HEURES

Bain. Mélangez 5 gouttes d'huile essentielle de bergamote, 5 gouttes d'essence d'orange douce et 1 verre de lait entier. Versez dans l'eau déjà coulée et détendez-vous 20 minutes dans ce bain sans vous savonner, sans vous rincer.

20 HEURES

Dîner

- *Soupe de petits pois à la menthe.* Plongez 250 g de petits pois dans 50 cl d'eau bouillante salée pendant 10 minutes. Versez-les dans le blender avec 5 feuilles de menthe et la moitié de l'eau de cuisson. Poivrez et consommez froid ou chaud selon la saison et vos envies.
- Purée de carotte au cumin + boulgour
- 1 fromage blanc + 2 tranches d'ananas en dés

Aérez la maison au moins ¼ d'heure.

21 HEURES

Atelier respirologie : défaire les nœuds. Asseyez-vous sur une chaise. Inspirez profondément par le nez tout en étirant, sans forcer, vos bras vers le haut (en V) et vos jambes, les pieds décollés du sol, en poussant avec les talons vers l'extérieur. Ouvrez la bouche pour décontracter la mâchoire. Terminez l'étirement en écartant les doigts des mains et des pieds. Expirez par le nez tout en relâchant le corps et revenez à votre position de départ. Faites 10 respirations.

22 HEURES

Do-in. Stimulez le point « Cellulite ventre ».

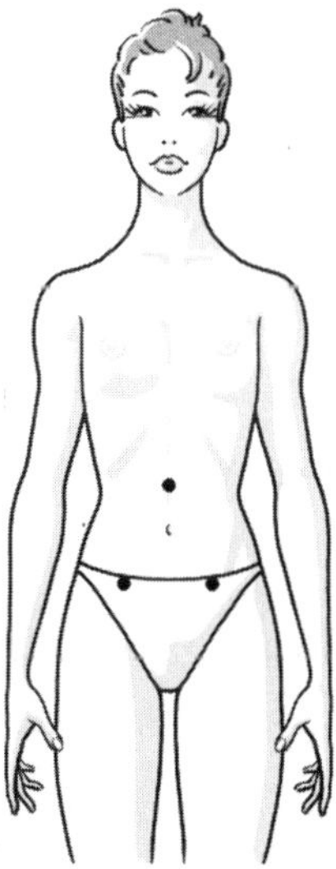

Tisane magique. Jetez ½ cuillère à café de tilleul et 1 tête de camomille dans 25 cl d'eau bouillante. Laissez infuser 10 minutes puis filtrez. Buvez tranquillement avant de vous coucher

Automassage antistress. Appliquez 2 gouttes d'huile essentielle de marjolaine sur la face interne des poignets et sur le plexus solaire ½ heure avant le coucher.

23 HEURES

Au lit !

ET ENTRE LES REPAS SI VOUS AVEZ FAIM :

- 1 ou 2 pommes bio
- Eau infusée pastèque et pamplemousse à volonté

WEEK-END MASTER CLASS : JE CRAME DES CALORIES DE FOLIE

Bienvenue dans la ligue des champions ! Ce week-end master class est tout sauf une sieste, seuls les plus motivés tiendront le rythme. L'épreuve ne se passe pas dans l'assiette, qui présente des menus savoureux et finement dosés pour apporter les meilleurs aliments ventre plat. La vraie bataille concerne les exercices imposés... même sous la douche ! L'idée, ici, est de faire travailler l'ensemble du corps. Les abdos-fessiers classiques restent incontournables pour la « finition » : ce sont eux qui façonneront les plaquettes de chocolat rêvées par ces messieurs et un assèchement du petit bidon chez ces dames. Mais pour dégonfler et bien préparer le terrain, rien de plus efficace que de solliciter tous les muscles du corps. Mettez vos pieds dans les starting-blocks : à vos marques, prêts à transpirer ? à manger sain et bon ? à être plus fort que ce surplus qui vous gêne aux entournures ? Partez !

Votre liste de courses

VOS ALIMENTS

- ❑ Agar-agar
- ❑ Aiguillettes de canard
- ❑ Ananas
- ❑ Aneth
- ❑ Asperges
- ❑ Bicarbonate de soude
- ❑ Bouillon de légumes bio
- ❑ Café
- ❑ Cannelle (poudre)
- ❑ Champignons de Paris
- ❑ Chou blanc
- ❑ Citrons verts bio
- ❑ Concombre
- ❑ Crevettes cuites décortiquées
- ❑ Eau de fleur d'oranger
- ❑ Échalote
- ❑ Épinards
- ❑ Flocons d'avoine
- ❑ Gingembre frais
- ❑ Graines de sésame
- ❑ Haricots blancs (boîte)
- ❑ Huile d'olive
- ❑ Lait de soja
- ❑ Lait entier bio
- ❑ Menthe fraîche
- ❑ Menthe (infusion)
- ❑ Miel
- ❑ Mûres
- ❑ Noix
- ❑ Œuf
- ❑ Oignons
- ❑ Oignons nouveaux
- ❑ Oranges
- ❑ Pain de seigle
- ❑ Pamplemousse rose
- ❑ Pâtes complètes
- ❑ Petits pois
- ❑ Pommes de terre
- ❑ Radis roses
- ❑ Raifort
- ❑ Reine-des-prés (infusion)
- ❑ Ricotta
- ❑ Riz rond
- ❑ Romarin
- ❑ Saumon fumé
- ❑ Sel marin
- ❑ Serpolet (infusion)
- ❑ Sirop d'érable
- ❑ Soja (pousses)
- ❑ Sushis
- ❑ Thé vert bio
- ❑ Verveine (infusion)
- ❑ Yaourts

Liste à photocopier ou télécharger (voir p. 192) pour ne rien oublier !

VOS HUILES ESSENTIELLES ET PRODUITS BIEN-ÊTRE/BEAUTÉ (EN MAGASINS BIO)

- ☐ Essence de citron
- ☐ Huile d'amande douce
- ☐ Huile d'arnica
- ☐ Huile de jojoba
- ☐ Huile essentielle d'eucalyptus citronné
- ☐ Huile essentielle de bois de Hô
- ☐ Huile essentielle de genévrier commun
- ☐ Huile essentielle de laurier noble
- ☐ Labrafil

VOS ACCESSOIRES INDISPENSABLES

- ☐ Blender
- ☐ Chaussures de marche
- ☐ Corde à sauter

Liste à photocopier ou télécharger (voir p. 192) pour ne rien oublier !

Vos repas

SAMEDI

PETIT-DÉJEUNER
Café, Toasts nordiques

DÉJEUNER
Asperges vinaigrette, Risotto aux crevettes, Yaourt au sirop d'érable

DÎNER
Velouté de champignons, Sushis, chou blanc râpé, Salade d'orange à la cannelle

DIMANCHE

PETIT-DÉJEUNER
Thé vert, Flocons d'avoine au lait de soja, orange pressée

DÉJEUNER
Salade de soja aux champignons et au raifort, Aiguillettes de canard aux haricots blancs, Salade d'orange à la fleur d'oranger et aux noix

DÎNER
Soupe aux fanes de radis, Pâtes complètes aux épinards, Yaourt à l'ananas frais

DIMANCHE SOIR : **PRÉPAREZ VOTRE EAU INFUSÉE PAMPLEMOUSSE, MÛRES, ROMARIN.**

Détaillez un pamplemousse rose bio en fines rondelles, mettez-les dans un bocal en verre avec 12 mûres et 1 branche de romarin. Versez 80 cl d'eau de source ou filtrée par-dessus. Placez le bocal fermé au réfrigérateur.

Liste à photocopier ou télécharger (voir p. 192) pour ne rien oublier !

JOUR 1

C'est le grand jour : vous avez fait une razzia au rayon légumes (ou chez ce fameux magasin de surgelés qui commence par P et finit par D) et vous voilà d'attaque pour entamer ce week-end Iron man/Iron girl. Vous allez vous régaler, tout en déclarant la guerre aux abdos mous !

7 HEURES

La planche : opération gainage. Allongez-vous en position de planche, en appui sur les avant-bras et les pointes de pieds. Ne creusez pas le dos ni ne l'arrondissez, votre corps doit rester dans l'alignement. Contractez les abdominaux et maintenez cette position pendant 1 minute. Détendez-vous pendant 40 secondes, puis recommencez le tout 4 fois. Les muscles sollicités ici sont le transverse, le grand droit, les obliques, les lombaires et les dorsaux.

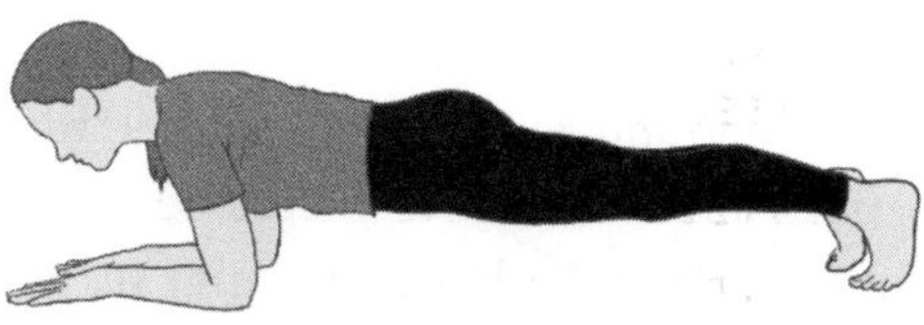

Buvez 1 grand verre d'*Eau infusée pamplemousse, mûres et romarin* (voir p. 156)

De l'air, de l'air, ouvrez toutes les fenêtres au moins 1⁄4 d'heure.

Atelier respirologie-gainage. Allongez-vous sur le ventre, prenez appui sur vos bras tendus, les jambes restant en contact avec le sol. Tout le poids du buste repose sur les mains posées à plat dans l'axe des épaules. Inspirez en gardant la nuque allongée puis expirez profondément pour dénouer les abdominaux grands droits. Relâchez les lombaires et les dorsaux. Tenez la position 30 secondes puis redescendez lentement. Répétez 3 fois l'exercice.

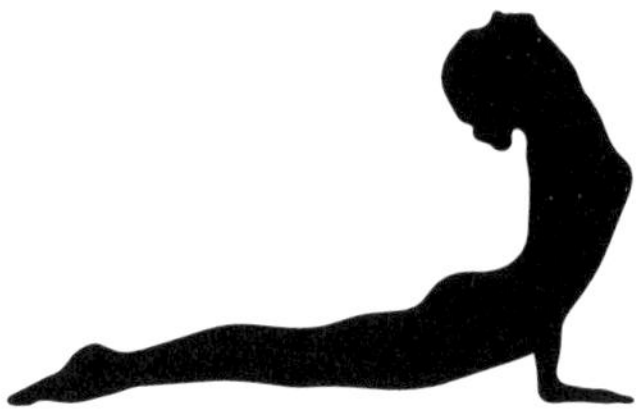

8 HEURES

Petit-déjeuner

- Café (sans sucre)
- *2 toasts nordiques.* Tartinez 2 petites tranches de pain de seigle toastées avec de la ricotta. Ajoutez 1⁄2 tranche de saumon fumé sur chaque tartine. Recouvrez avec quelques rondelles de concombre puis d'œuf dur. Parsemez d'aneth frais ciselé.

Astuce brûle-graisses : un petit café (sans sucre !) avant le sport. La caféine aide le calcium à pénétrer dans les cellules musculaires pour un travail plus efficace et qui déloge les « vieilles » graisses.

9 HEURES

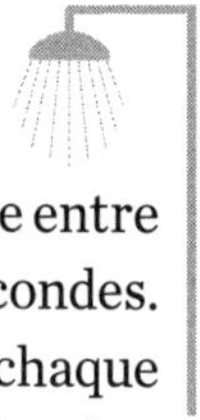

Douche sportive. Savonnez-vous le dos en plaçant la main gauche le plus loin possible entre les omoplates, le coude levé pendant 30 secondes. Changez de main. Recommencez 3 fois de chaque côté. Réglez l'eau sur la température la plus fraîche que vous puissiez supporter, puis, à l'aide de la douchette, exercez des petits mouvements circulaires sur le ventre pendant 5 minutes.

Votre massage aroma (voir p. 22).

10 HEURES

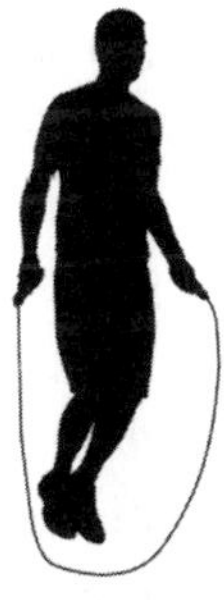

Et qu'ça saute ! Tenez-vous droit sans être raide sur vos jambes et regardez au loin, ne regardez pas vos pieds. Vos poignets doivent être au niveau de vos hanches et vos bras le long du corps, légèrement pliés (environ 45 °). Paumes de main tournées devant vous. Sautez sur la pointe des pieds. Ce sont vos poignets qui tournent, pas vos bras. Faites 100 sauts consécutifs sans vous arrêter et sans vous prendre la corde dans les pieds.

Vos étirements : 10 minutes.

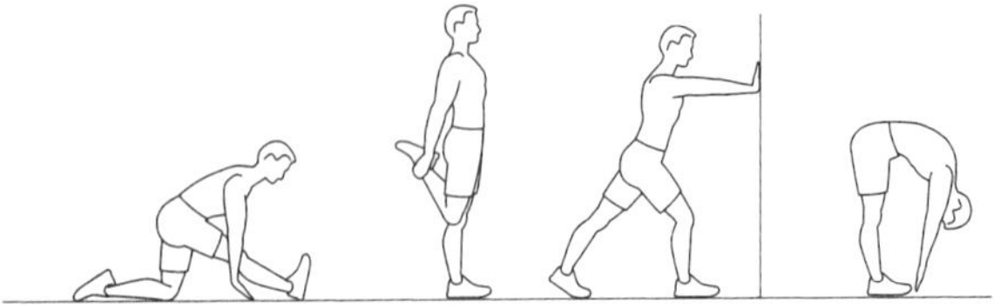

11 HEURES

Jus vert antifringale. Épluchez et épépinez ½ concombre. Faites cuire 50 g de petits pois (frais ou surgelés) 10 minutes à la vapeur. Rincez et effeuillez 1 branche de menthe, Mettez tous les ingrédients dans le blender avec 10 cl de lait de soja, du sel et du poivre et mixez jusqu'à obtention d'une consistance lisse.

12 HEURES

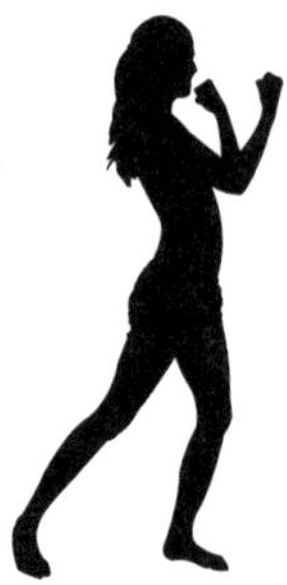

30 minutes sur le ring pour un cardio-shadow boxing (boxe dans le vide). Placez-vous à 1,50 mètre d'un miroir. Prenez la position d'un boxeur : la jambe d'appui en avant d'un pas, les poings serrés au niveau du visage. Dong ! Pendant 5 minutes, portez des coups de poing énergiques dans le vide, face au miroir. Récupérez votre souffle et vos forces durant 2 minutes, puis reprenez une session de coups de poing de 5 minutes. Récupérez à nouveau... Au total, faites 3 sessions. L'exercice est dur, mais très efficace. Surtout si vos enchaînements sont rapides et toniques. Variez les coups. Commencez par administrer des directs à votre adversaire imaginaire (coups droits), puis décochez-lui des crochets (coups donnés sur le côté, c'est la joue qui prend tout) et finissez-le par des uppercuts : les coups sont portés de bas en haut, c'est le menton qui trinque.

13 HEURES

Déjeuner

- Asperges + vinaigrette
- *Risotto aux crevettes.* Faites revenir 1 petite échalote avec un filet d'huile d'olive dans une poêle. Versez 80 g de riz rond et faites-le revenir jusqu'à ce qu'il devienne transparent. Ajouter petit à petit 30 cl de bouillon de légumes, en remuant sans cesse. Quand le riz est cuit, incorporez 80 g de crevettes cuites et décortiquées et parsemez de graines de sésame.
- Yaourt + sirop d'érable

14-16 HEURES

HIIT : séance brûle-gras de haut niveau. Après un échauffement de 15 minutes, faites les 3 exercices suivants sous forme de circuit training : 20 secondes par exercice avec 30 secondes de récupération entre chaque exercice.

1. Squats : 20 secondes. Pliez les jambes pour vous asseoir, comme s'il y avait une chaise mais... sans chaise, puis descendez plus bas encore. Remontez puis redescendez... Toutes les variantes sont possibles, par exemple on peut prendre l'habitude de faire des squats pendant qu'on se brosse les dents, ou qu'on attend le bus, et ce de façon plus ou moins prononcée donc plus ou moins discrète. *To squat* veut dire « s'accroupir » en anglais.
Récupération : 30 secondes

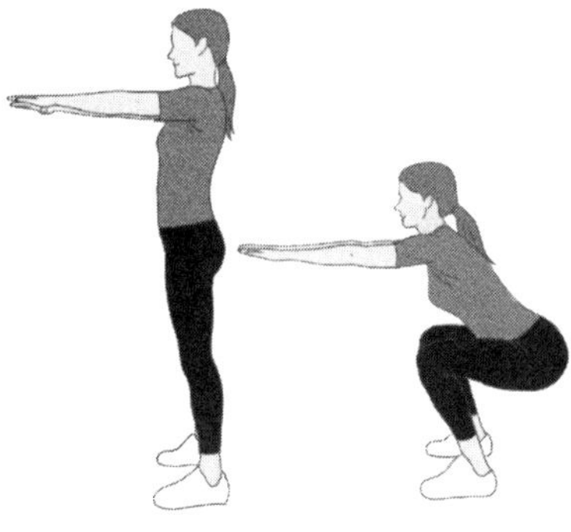

2. Planche : 20 secondes.
Récupération : 30 secondes

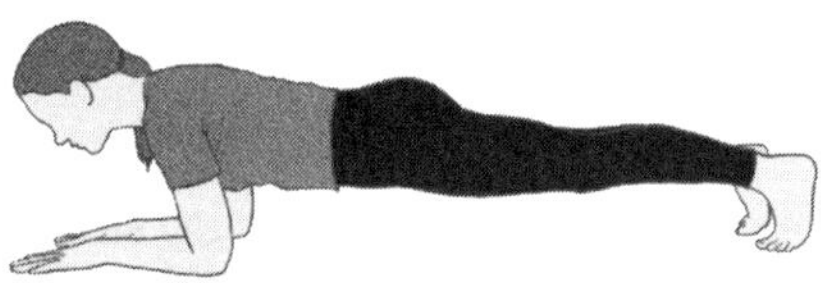

3. **Burpees : 20 secondes.** C'est le mariage des squats et de la planche. Démarrez debout, bras tendus devant vous. Pliez lentement les genoux jusqu'à descendre au maximum, accroupie. Regardez bien en face de vous tout le long de la descente. Une fois « en bas », posez les mains à plat au sol devant vos pieds. Concentrez maintenant votre regard sur cette zone, entre vos mains. Sans les décoller du sol, allongez votre corps pour que vos pieds se trouvent bien à l'arrière, en « planche » (voir ci-dessus). Restez un peu en planche, puis en sautant ramenez vos pieds vers vos mains. Vous voici de nouveau accroupie. Remontez lentement, bras de nouveau tendus devant vous.
Récupération : 30 secondes

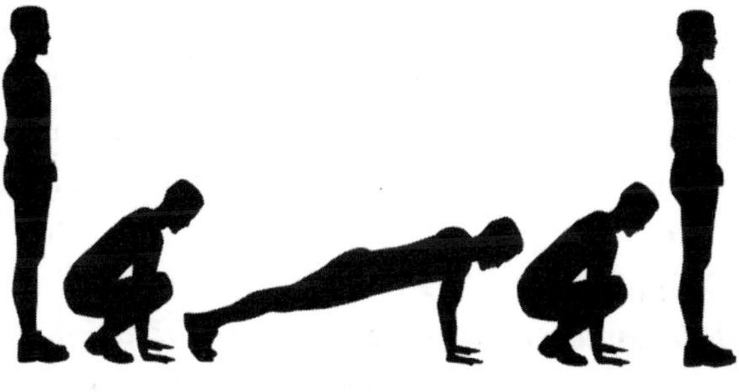

4. **Marche active :** 1 heure.

17 HEURES

Collation

- 1 thé vert
- 1 banane

18 HEURES

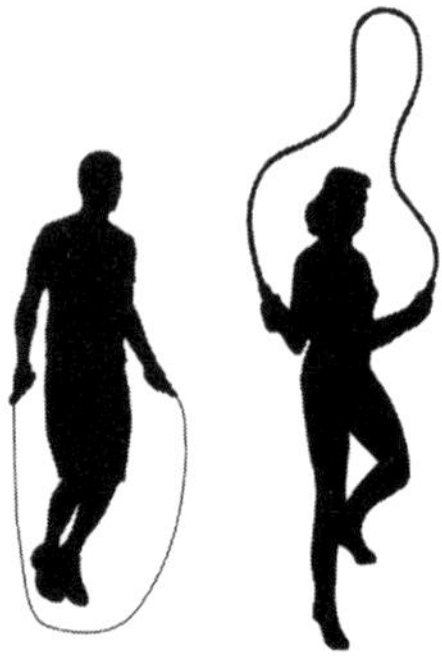

Et qu'ça saute ! Faites 10 sauts simples (pieds joints), 10 sauts alternés (courir sur place en levant légèrement les genoux). Réalisez une série de 5.

Massage après sport : pour récupérer plus vite et ne pas se réveiller courbatu demain. Mélangez 2 gouttes d'huile essentielle de laurier noble, 2 gouttes d'huile essentielle d'eucalyptus citronné, 2 gouttes d'huile essentielle de genévrier commun et 1 cuillère à café d'huile d'arnica. Appliquez en massages sur les muscles sollicités.

19 HEURES

Bain dynamisant aux plantes aromatiques. Faites bouillir 4 litres d'eau, plongez-y 100 g de verveine, 100 g de menthe, 100 g de romarin et 100 g de serpolet. Laissez infuser 15 minutes avant de filtrer et de verser dans l'eau d'un bain chaud (38 °C). Allongez-vous dans la baignoire et ne bougez plus pendant 20 minutes.

20 HEURES

Dîner

- *Velouté de champignons.* Faites revenir 1 oignon dans un filet d'huile d'olive. Ajoutez une petite boîte de champignons de Paris égouttés et recouvrez de bouillon de légumes. Laissez cuire 10 minutes. Mixez et parsemez de graines de sésame.
- 8 sushis + chou blanc râpé
- Salade d'orange à la cannelle

Aérez la maison au moins ¼ d'heure.

21 HEURES

Atelier respirologie XXL. Asseyez-vous ou allongez-vous sur votre lit, les bras le long du corps. Inspirez par le nez en quatre temps en gonflant progressivement le ventre, le diaphragme, la cage thoracique jusqu'à faire remonter l'air dans les clavicules. L'inspiration terminée, bloquez votre respiration quelques instants. Soufflez ensuite par le nez, toujours en quatre temps, dans l'ordre inverse de l'inspiration. Commencez par dégonfler les clavicules, puis lâchez la cage thoracique, le diaphragme et enfin le ventre.

Une fois l'expiration terminée, bloquez quelques secondes à vide, avant de reprendre une nouvelle inspiration.

PRÉPAREZ VOTRE EAU INFUSÉE GINGEMBRE CITRON VERT.

Pelez 2 cm de gingembre frais et détaillez-le en lamelles. Coupez 1 citron vert bio en fines tranches. Mettez le gingembre et le citron dans un bocal en verre. Ajoutez 4 branches de menthe et recouvrez de 80 cl d'eau de source ou filtrée. Placez le bocal fermé au réfrigérateur.

22 HEURES

Do-in. Stimulez le point « Anticellulite ventre ».

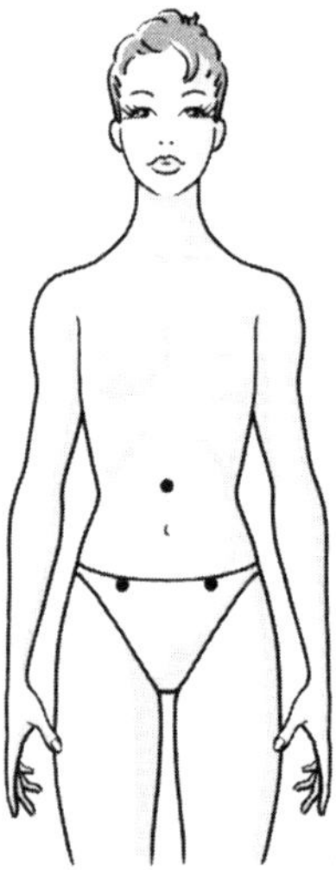

Tisane magique. Jetez 1 cuillère à soupe de reine-des-prés dans une tasse d'eau bouillante. Laissez infuser 10 minutes. Filtrez. Ajoutez 1 goutte d'huile essentielle de citron diluée dans 8 gouttes de labrafil (le labrafil est un dispersant qui permet de mélanger les huiles essentielles à la tisane. En vente en pharmacie).

23 HEURES

Au lit !

ET ENTRE LES REPAS SI VOUS AVEZ FAIM :

→ 1 ou 2 pommes bio

→ Eau infusée pamplemousse, mûres, romarin à volonté

JOUR 2

On vous avait promis de la sueur, mais pas des larmes. Si vous souffrez de courbatures, c'est que vous avez fait l'impasse sur les eaux infusées, ou que la dernière fois que vous aviez fait du sport remonte à Mathusalem ! Courage, accrochez-vous parce qu'aujourd'hui, on met la barre encore un peu plus haut. Pensez à vous hydrater et... à l'été, qui n'est pas loin. Et qui dit été, dit maillot de bain... Une parfaite tenue pour afficher vos formes affinées à la face du monde.

7 HEURES

La planche : opération gainage. Allongez-vous en position de planche, en appui sur les avant-bras et les pointes de pieds. Ne creusez pas le dos ni ne l'arrondissez, votre corps doit rester dans l'alignement. Contractez les abdominaux et maintenez cette position pendant 1 minute. Détendez-vous pendant 40 secondes, puis recommencez le tout 6 fois.

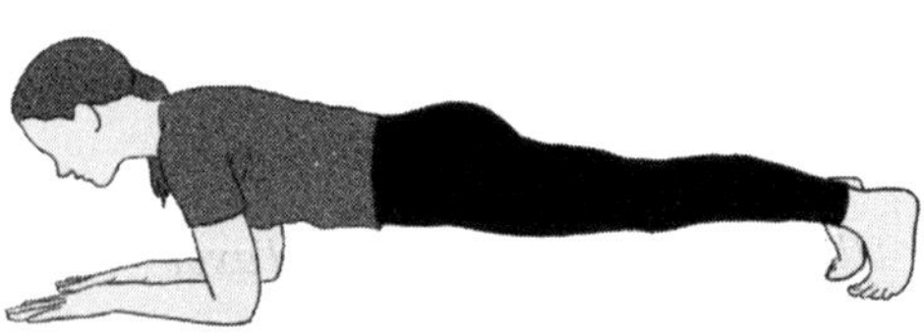

🍷 Buvez 1 grand verre d'*Eau infusée gingembre citron vert* (voir p. 166)

Offrez un grand bol d'air à votre maison : ouvrez toutes les fenêtres au moins ¼ d'heure.

Atelier respirologie : la colonne d'air. Asseyez-vous en tailleur contre un mur, la tête et le dos bien droits, les épaules relâchées. Vos bras tombent le long du corps, vos mains sont posées sur vos genoux. Inspirez par le nez lentement et profondément en penchant la tête légèrement vers l'avant, puis « déroulez » vos vertèbres, l'une après l'autre. Expirez, toujours lentement et profondément, par le nez ou par la bouche, en relâchant les épaules. Inspirer à nouveau, tête relevée, et « réempilez » vos vertèbres les unes sur les autres. Expirez lentement et profondément. Refaites 6 fois le cycle de respiration complète.

8 HEURES

Petit-déjeuner

- Thé vert (sans sucre)
- 1 bol de flocons d'avoine + lait écrémé ou de soja
- 1 orange pressée

Ultrariche en fibres solubles, l'avoine fait partie des meilleurs aliments coupe-faim.

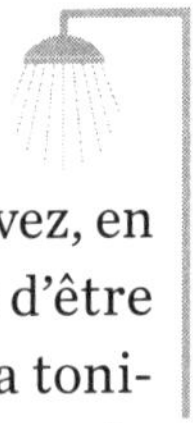

9 HEURES

Douche sportive. Savonnez-vous la taille avec la main opposée au côté que vous lavez, en insistant pendant 30 secondes. En plus d'être bien propre et douce, votre taille en sera tonifiée ! 2 fois de chaque côté. Réglez l'eau sur la température la plus fraîche que vous puissiez supporter, puis, à l'aide de la douchette, exercez des petits mouvements circulaires sur le ventre pendant 5 minutes.

Votre massage aroma (voir p. 22).

10 HEURES

Et qu'ça saute : 15 minutes. Vous allez enchaîner une série de 5 techniques différentes : 10 sauts de chaque avec une récupération de 1 minute entre 2 séries.

1. Lever de genou : la technique est la même que les sauts alternés d'hier (voir p. 164), mais vous devez monter les genoux à la hauteur des hanches. *10 sauts.*

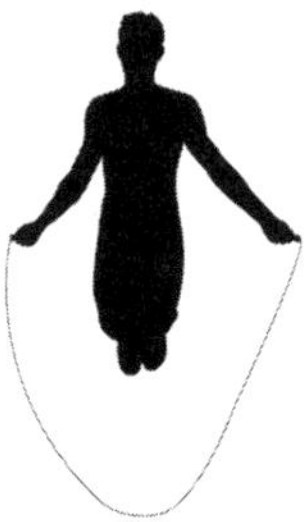

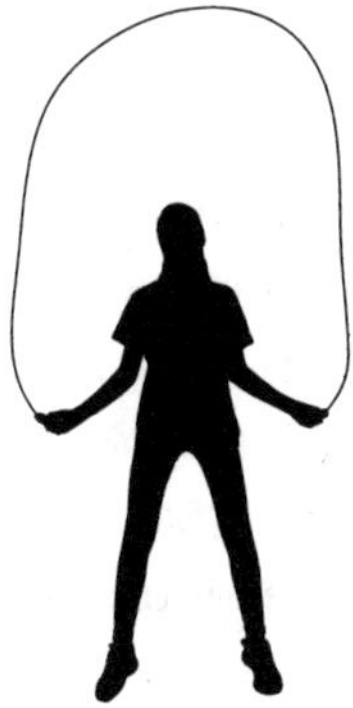

2. Pieds écartés : sautez normalement pieds joints (saut simple) puis écartez les pieds de la largeur de vos épaules au 2e saut. *10 sauts.*

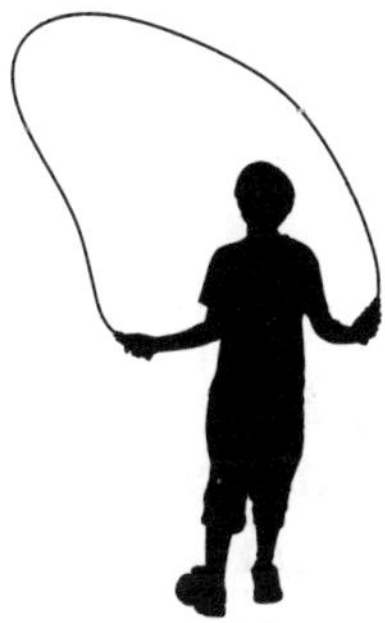

3. Le ciseau : la technique est similaire à celle des Pieds écartés (voir ci-dessus) mais l'écartement des pieds se fait sur un plan frontal et non plus latéral. Sautez avec le pied droit en avant au 1er saut puis inversez la position et mettez le pied gauche en avant au 2e saut. *10 sauts.*

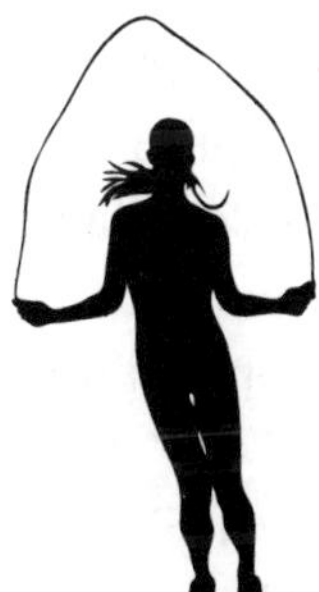

4. Le slalom : mettez vos pieds quelques centimètres à droite au 1er saut et quelques centimètres à gauche au 2e saut, gardez les pieds joints. *10 sauts.*

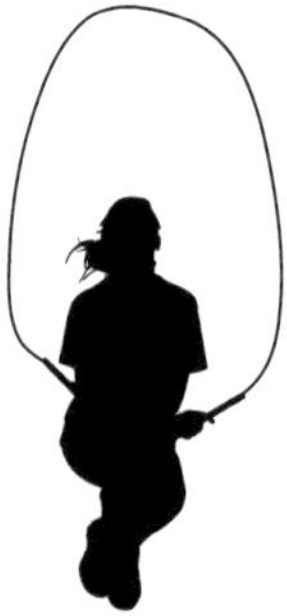

5. La cloche : sautez quelques centimètres en avant au 1er saut et quelques centimètres en arrière au 2e saut, gardez les pieds joints. *10 sauts.*
Récupération : 1 minute.

Recommencez une série complète.

Vos étirements : 10 minutes.

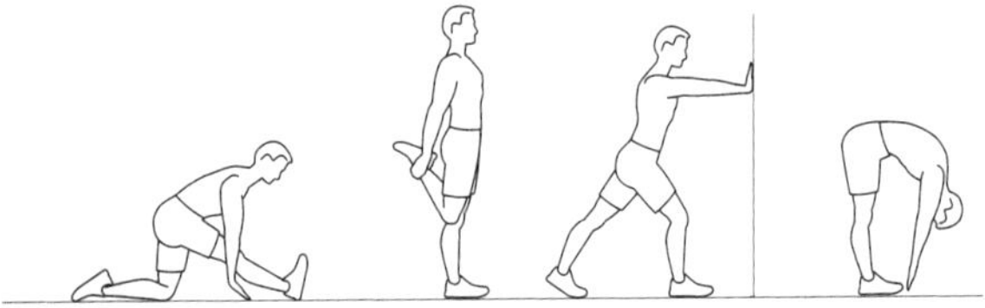

11 HEURES

Jus vert boosteur. Préparez une infusion de menthe en jetant 10 feuilles dans une tasse d'eau frémissante. Laissez infuser 5 minutes avant de filtrer et de laisser refroidir. Versez dans le blender le jus du citron, ½ concombre lavé et coupé en tronçons et 2 cm de gingembre pelé et taillé en lamelles. Mixez jusqu'à obtention d'une consistance lisse. Versez dans un grand verre et ajoutez l'infusion refroidie.

12 HEURES

HIIT : séance brûle-gras haute tension. Après un échauffement de 15 minutes, faites les

3 exercices suivants sous forme de circuit training : 30 secondes par exercice (20 répétitions minimum) avec 20 secondes de récupération entre chaque exercice.

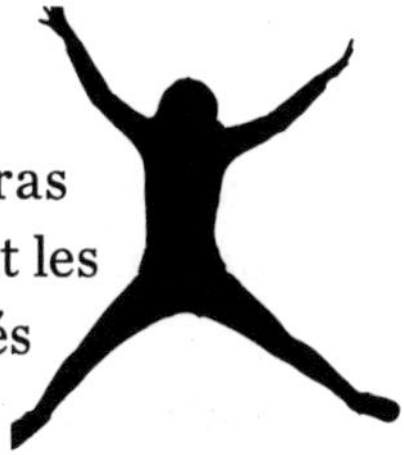

1. Jumping Jacks. Debout, les bras le long du corps, sautez en écartant les pieds et en levant les bras sur les côtés au-dessus de la tête et touchez vos mains. Gardez le corps droit. Sautez de nouveau en revenant en position initiale, bras le long du corps et pieds regroupés. *20 répétitions. Récupération :* 20 secondes.

2. Grimpeur. Mettez-vous en position de pompe sur la pointe des pieds, jambes et bras tendus ; votre corps doit être droit et gainé (alignement jambes/fesses/dos/tête). Pliez votre jambe droite, amenez votre genou droit près de votre coude droit sous votre poitrine ; votre pied ne doit pas toucher le sol. En un saut, inversez la position avec la jambe gauche (votre jambe droite est alors tendue et votre jambe gauche pliée). Ne cassez pas l'alignement du corps et gardez-le bien gainé.
20 répétitions.
Récupération : 20 secondes.

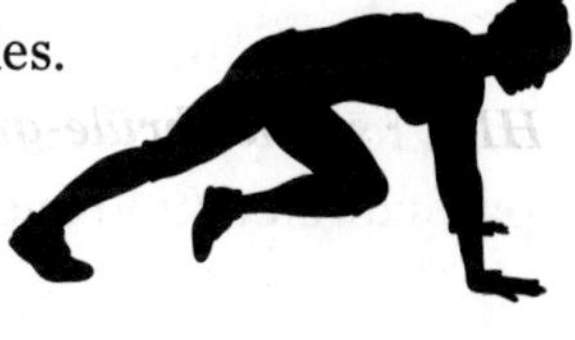

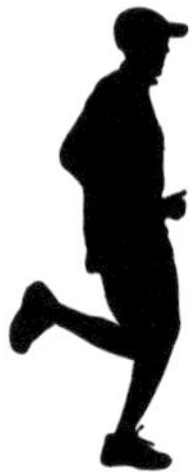

3. Course sur place. Courez sur place en levant les genoux le plus haut possible.
20 secondes.
Récupération : 1 minute

Refaites 2 séries Jumping/Grimpeur/Course sur place.

4. Marche active : 1 heure.

13 HEURES

Déjeuner

- Salade de soja + champignons + huile d'olive + vinaigre + raifort
- Aiguillettes de canard + haricots blancs (en boîte : égouttez puis rincez les haricots avant de les réchauffer pour éliminer les molécules indigestes présentes dans le liquide)
- *Salade d'orange.* Détaillez 1 orange en fines tranches. Saupoudrez de cannelle, arrosez de 1 cuillère à soupe d'eau de fleur d'oranger et parsemez de quelques éclats de noix.

14-16 HEURES

HIIT : parade du champion. Après un échauffement de 15 minutes, faites les 6 exercices suivants sous forme de circuit training : 30 secondes par exercice (20 répétitions minimum) avec

20 secondes de récupération entre chaque exercice.

1. Squats : 20 secondes. Pliez les jambes pour vous asseoir, comme s'il y avait une chaise mais... sans chaise, puis descendez plus bas encore. Remontez puis redescendez... Toutes les variantes sont possibles, par exemple on peut prendre l'habitude de faire des squats pendant qu'on se brosse les dents, ou qu'on attend le bus, et ce de façon plus ou moins prononcée donc plus ou moins discrète. *To squat* veut dire « s'accroupir » en anglais.
Récupération : 30 secondes

2. Planche : 20 secondes.
Récupération : 30 secondes

3. Burpees : 20 secondes. C'est le mariage des squats et de la planche. Démarrez debout, bras tendus devant vous. Pliez lentement les genoux jusqu'à descendre au maximum, accroupie. Regardez bien en face de vous tout le long de la descente. Une fois « en bas », posez les mains à plat au sol devant vos pieds. Concentrez maintenant votre regard sur cette zone, entre vos mains. Sans les décoller du sol, allongez votre corps pour que vos pieds se trouvent bien à l'arrière, en « planche » (voir ci-dessus). Restez un peu en planche, puis en

sautant ramenez vos pieds vers vos mains. Vous voici de nouveau accroupie. Remontez lentement, bras de nouveau tendus devant vous.
Récupération : 30 secondes

4. Jumping Jacks. Debout, les bras le long du corps, sautez en écartant les pieds et en levant les bras sur les côtés au-dessus de la tête et touchez vos mains. Gardez le corps droit. Sautez de nouveau en revenant en position initiale, bras le long du corps et pieds regroupés. *20 répétitions.*
Récupération : 20 secondes.

5. Grimpeur. Mettez-vous en position de pompe sur la pointe des pieds, jambes et bras tendus ; votre corps doit être droit et gainé (alignement jambes/fesses/dos/tête). Pliez votre jambe droite, amenez votre genou droit près de votre coude droit sous votre poitrine ; votre pied ne doit pas toucher le sol. En un saut, inversez la position avec la jambe gauche (votre jambe droite est alors tendue et votre jambe gauche pliée). Ne cassez pas l'alignement du corps et gardez-le bien gainé.
20 répétitions.
Récupération : 20 secondes.

6. Course sur place. Courez sur place en levant les genoux le plus haut possible. *20 secondes.*
Récupération : 1 minute

Refaites 3 parades du champion.

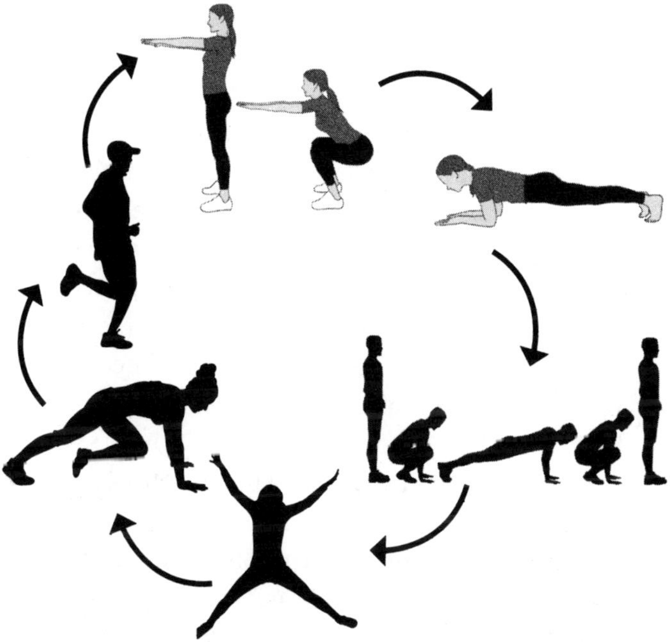

LA PARADE DU CHAMPION

Marche active : 1 heure.

17 HEURES

Collation

- *1 boisson magique.* Versez 1 c. à café de poudre d'agar-agar dans 20 cl de thé vert et laissez frémir 1 minute. Ajoutez 1 goutte d'huile essentielle de citron. Buvez sans attendre que la boisson refroidisse, car une fois tiédie, elle va se gélifier sous l'action de l'agar-agar.

18 HEURES

Et qu'ça saute ! 15 minutes. Comment ça, encore ? Vous étiez prévenu : plus ça brûle (les muscles) et plus ça… brûle (les capitons). Autrement dit, en poursuivant votre entraînement de ce matin, vous avez toutes les chances de vous attaquer au fond du problème. Vous allez enchaîner 5 techniques de sauts : 10 sauts de chaque, avec une récupération de 1 minute entre 2 séries.

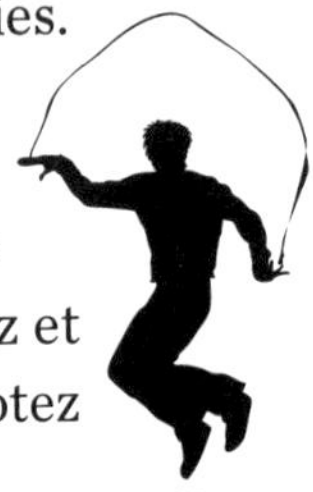

1. Le ½ twist : faites un saut simple et pivotez votre bassin vers la droite sans bouger le haut du corps. Sautez et revenez à la position initiale. puis pivotez votre bassin vers la gauche. *10 sauts.*

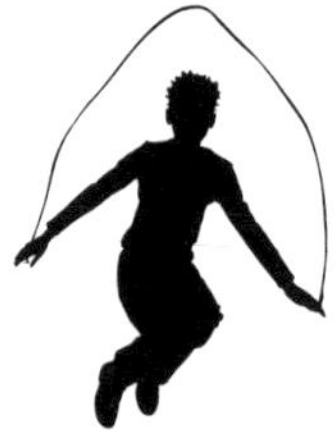

2. Le twist : la technique est similaire au ½ twist (ci-dessus) sauf que vous ne passez pas par la position initiale :

vous pivotez votre bassin de droite à gauche directement sans bouger le haut du corps. *10 sauts.*

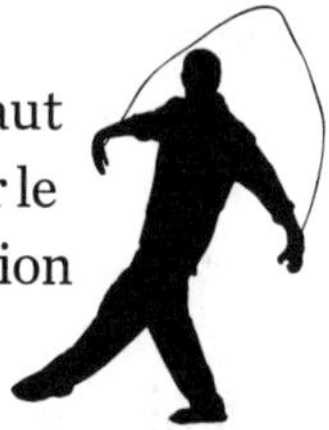

3. Les pieds croisés : faites un saut simple, puis passez le pied gauche sur le pied droit au 2e saut, revenez en position initiale au 3e saut et croisez de l'autre côté au 4e saut. *10 sauts.*

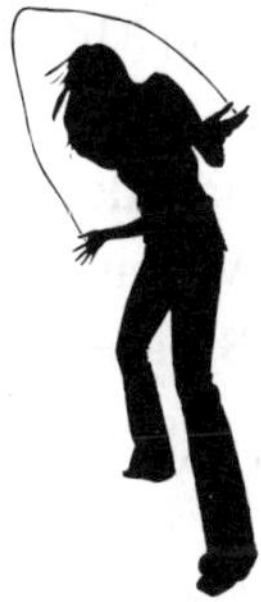

4. Le boxeur : faites un saut simple, puis avancez de quelques centimètres votre pied gauche pour poser le talon gauche devant au 2e saut, revenez en position initiale au 3e saut et avancez de quelques centimètres votre pied droit pour poser le talon droit devant au 4e saut. *10 sauts.*

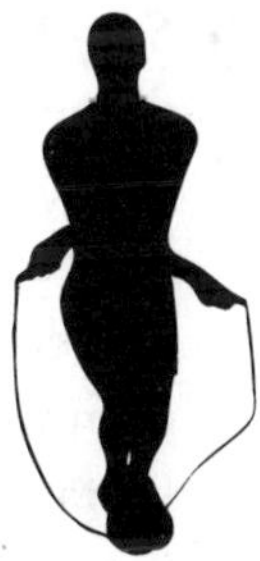

5. Les bras croisés : faites des sauts simples pieds joints et croisez les bras au niveau des hanches pour créer une boucle dans laquelle vous allez sauter. Le secret de la technique est de croiser vos poignets au niveau des hanches. *10 sauts.*
Récupération : 1 minute.

Recommencez deux séries complètes.

Étirements : 10 minutes.

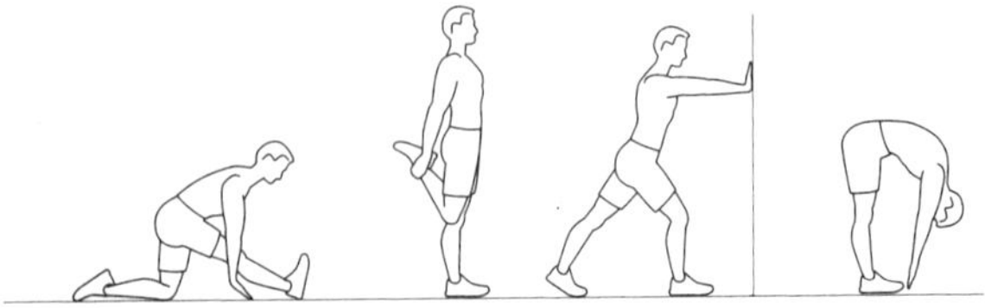

19 HEURES

Bain repos du guerrier au miel. Portez à ébullition 3 litres de lait entier bio. Hors du feu ajoutez 350 g de miel, 200 g de sel marin, 100 g de bicarbonate de soude et 4 c. à s. d'huile d'amande douce. Mélangez et versez dans l'eau du bain (38 °C). Brassez l'eau à la main et allongez-vous dans la baignoire pour 20 minutes de détente.

20 HEURES

Dîner

- *Soupe aux fanes de radis.* Lavez les fanes d'une botte de radis. Pelez 1 pomme de terre et coupez-la en morceaux. Épluchez 1 oignon nouveau. Versez 1 c. à s. d'huile d'olive dans une casserole, faites-y revenir l'oignon et la pomme de terre pendant 3 minutes. Ajoutez les fanes de radis puis couvrez de 50 cl d'eau. Salez, poivrez. Au premier bouillon, baissez le feu, couvrez et poursuivez la cuisson pendant 30 minutes. Mixez le tout et ajoutez le jus de

½ citron. Quant aux radis, vous les mangerez demain midi.

- Pâtes complètes + épinards
- Yaourt nature ananas frais

Aérez la maison au moins ¼ d'heure.

21 HEURES

Atelier respirologie ventre tonique. Mettez-vous quatre pattes, mains et genoux dans l'axe des épaules et des hanches, laissez votre dos se placer naturellement. La tête est dans le prolongement de la colonne, le regard vers le sol. Les pieds sont tendus et le ventre reste contracté durant tout le mouvement. Inspirez lentement et profondément par le nez en ouvrant la cage thoracique vers l'avant et en redressant la tête. Si besoin, fléchissez légèrement les bras pour améliorer la fluidité du mouvement. Le dos est creusé et le regard dirigé vers le ciel. Puis expirez lentement par la bouche (pour ralentir le souffle, faire le son « ch ») en arrondissant le dos et en baissant la tête. Faites 10 respirations complètes. En augmentant peu à peu la durée de l'expiration, jusqu'à ce qu'elle soit deux fois plus longue que l'inspiration, mais sans jamais forcer. Veillez à faire partir le mouvement du bas de la colonne vertébrale et à vous concentrer sur la mobilité du bassin qui doit basculer pendant l'exercice.

Massage : quand ça fait mal. Mélangez 2 gouttes d'huile essentielle de romarin à camphre, 2 gouttes d'huile essentielle d'eucalyptus citronné, 2 gouttes d'huile essentielle de gaulthérie couchée et 1 c. à c. d'huile d'arnica. Appliquez sur les zones douloureuses et massez lentement, doucement, longuement.

22 HEURES

Do-in. Stimulez le point « minceur ».

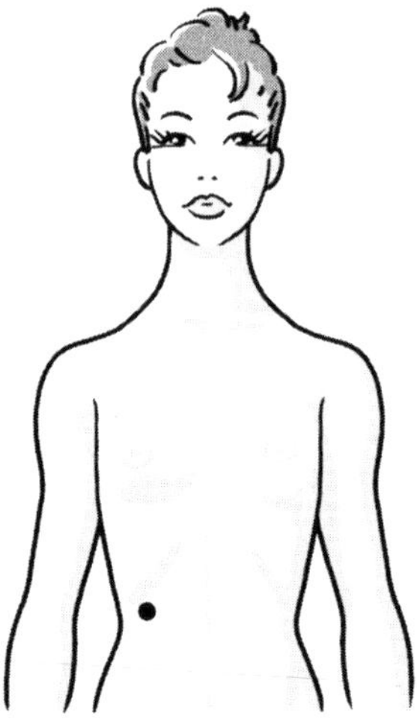

Tisane magique menthe camomille à l'essence de citron. Versez 2 c. à s. de feuilles de menthe et 1 cuillère à soupe de camomille romaine dans 1 litre d'eau bouillante, laissez infuser une dizaine de minutes avant de filtrer. Diluez 3 gouttes d'essence de citron dans 1 c. à c. de miel, plongez la cuillère dans la tisane.

23 HEURES

Au lit !

ET ENTRE LES REPAS SI VOUS AVEZ FAIM :

→ 1 ou 2 pommes bio

→ Eau infusée gingembre citron vert à volonté

TABLE DES MATIÈRES

RETROUVEZ ANNE DUFOUR

Sur son blog :
Biendansmacuisine.com

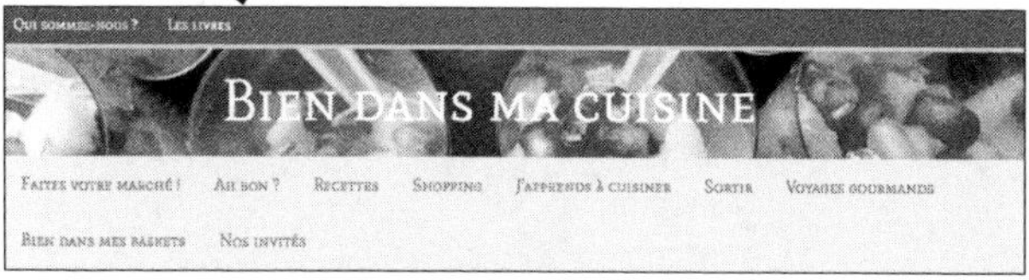

Sur sa page Facebook :
Bien dans ma cuisine by Anne Dufour

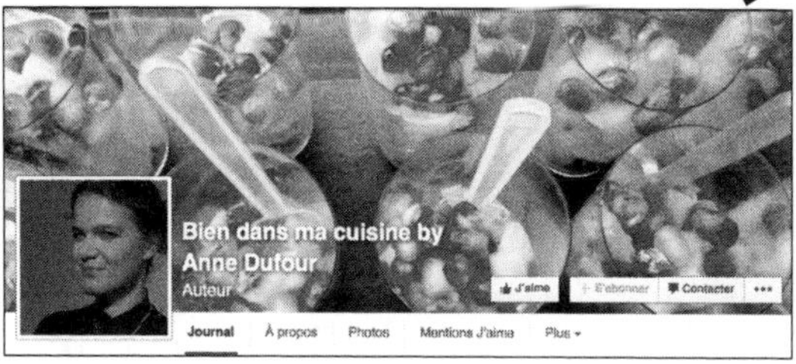

Sur sa chaîne Youtube :
En scannant ce code ou en tapant « Anne Dufour » sur Youtube.

Sur Instagram :
anne.dufour

TÉLÉCHARGEZ :

— 100 astuces pour maigrir sans transpirer !

— Les listes de courses de vos programmes

Rendez-vous vite sur la page :

http://blog.editionsleduc.com/WE-ventre-plat.html

ou scannez ce code

Pour scanner le QR code avec votre téléphone ou votre tablette, téléchargez sur votre magasin d'applications mobiles (App Store, Android market, etc.) une application permettant de lire les QR codes. Lancez l'application et visez le QR code avec l'appareil photo de votre téléphone mobile. L'application reconnaît automatiquement le QR code et vous permet de voir son contenu sur votre écran.

Vous pouvez également accéder au contenu via le lien indiqué, il vous suffira pour cela de taper ce lien directement dans la barre de recherche de votre navigateur Internet.

Achevé d'imprimer en Espagne
par BlackPrint CPI Ibérica S.L.
Sant Andreu de la Barca (08740)
Dépôt légal : mai 2016